宝宝洗澡与亲子抚触

黄素勤 许晓薇 主编

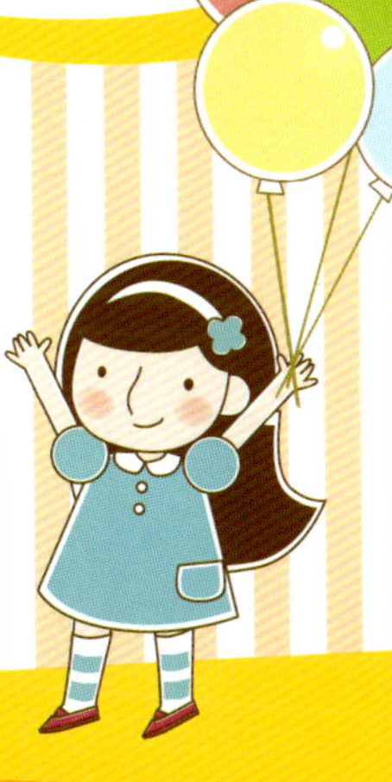

青岛出版社 QINGDAO PUBLISHING HOUSE | 国家一级出版社 全国百佳图书出版单位

图书在版编目（CIP）数据
宝宝洗澡与亲子抚触/黄素勤，许晓薇主编，青岛：青岛出版社，2011.10
（育儿生活丛书）
ISBN 978-7-5436-7289-5
Ⅰ.①宝… Ⅱ.①黄…②许… Ⅲ.①婴幼儿－按摩－基本知识 Ⅳ.①R174
中国版本图书馆CIP数据核字（2011）第124294号

书　　名 宝宝洗澡与亲子抚触
丛书名称 育儿生活丛书
本书主编 黄素勤　许晓薇
副 主 编 孙永显　曲爱华
本书编委 齐　刚　刘　洋　纪　平　王　丹　刘　毅
侯　梅　于桂玲　朱　萍　张　力
出版发行 青岛出版社
社　　址 青岛市海尔路182号（266061）
本社网址 http://www.qdpub.com
邮购电话 0532-80998664　13335059110
策划编辑 张化新
责任编辑 刘晓艳
装帧设计 本色国际传媒
封面设计 杨　敏
摄　　影 高玉德
制　　版 青岛艺鑫制版印刷有限公司
印　　刷 青岛嘉宝印刷包装有限公司
出版日期 2011年10月第1版　2011年10月第1次印刷
开　　本 32开（715mm x 1015mm）
印　　张 4.5
书　　号 ISBN 978-7-5436-7289-5
定　　价 12.80元

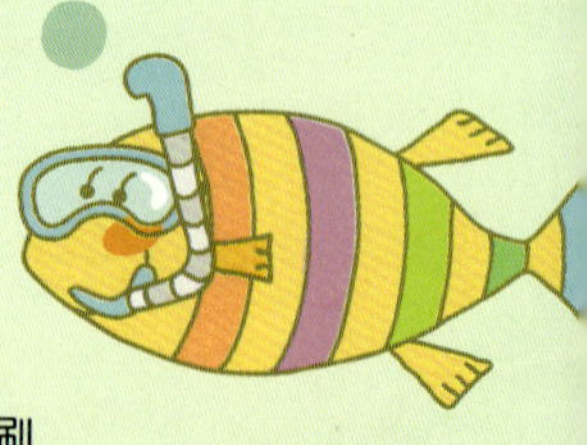

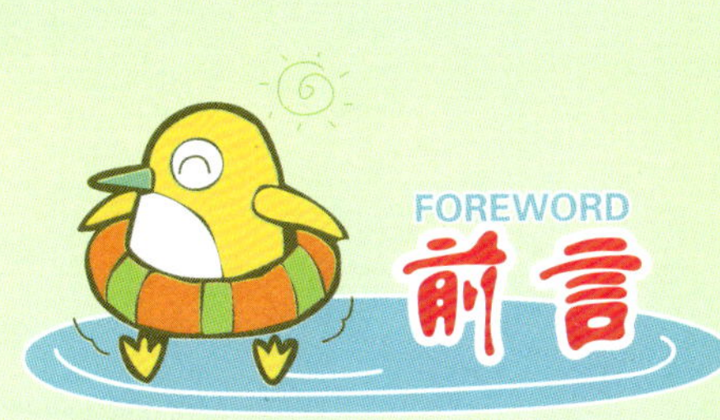

FOREWORD 前言

给宝宝洗澡是年轻父母的日常工作之一。婴幼儿易出汗、大小便次数多、皮肤容易弄脏。洗澡可以清洁皮肤，减少致病菌繁殖，而且对皮肤的轻轻摩擦，还能帮助皮肤呼吸，加速血液循环，促进小儿生长发育。

亲子抚触是对婴幼儿的身体轻柔地触摸，同时进行富有爱心的语言交流。亲子抚触对于婴幼儿生理及心理上的益处，已受到医护界的广泛重视。实践证明，婴幼儿抚触可以增强其抵抗力，改善睡眠，减少哭闹，还可以促进亲子情感交流。

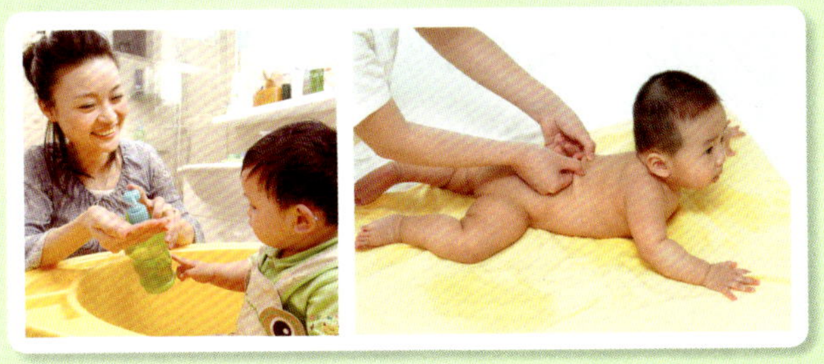

（因为宝宝配合度差、耐受力差，所以书中拍摄的宝宝抚触示意图难以做到非常全面，仅供参考。）

在此谨向书中的宝宝模特及其父母表示衷心的感谢！

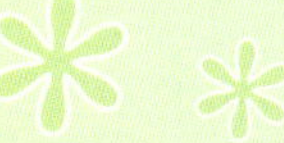

宝宝洗澡与亲子抚触

BAO BAO XI ZAO YU QIN ZI FU CHU

PART 1 让宝宝爱上洗澡

宝宝洗澡前的准备工作

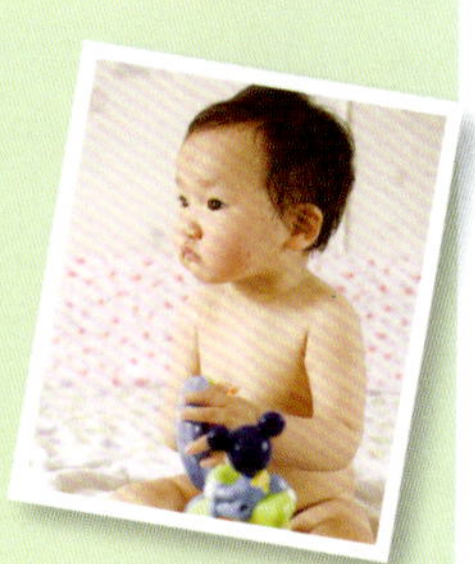

宝宝洗澡分步实施

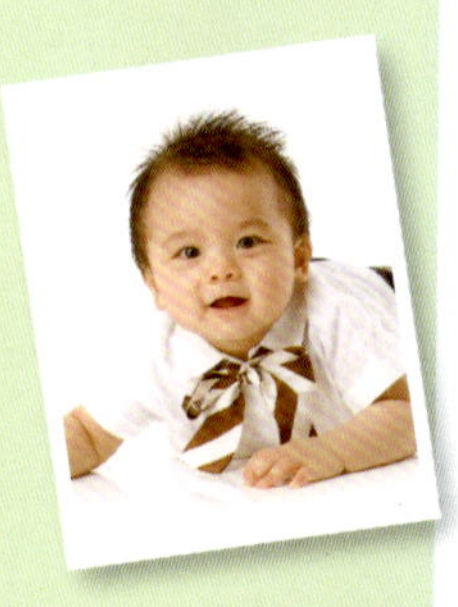

宝宝浴后护理

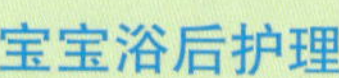

和妈妈一起洗澡

宝宝也要注意个人卫生

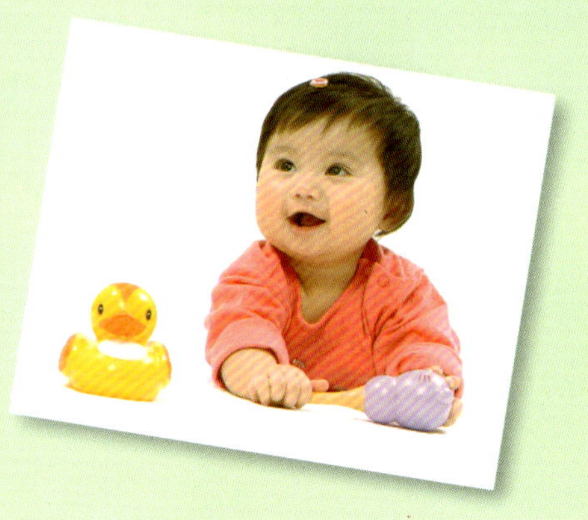

PART 2 亲子抚触进行时

宝宝抚触知多少

宝宝身体分部抚触

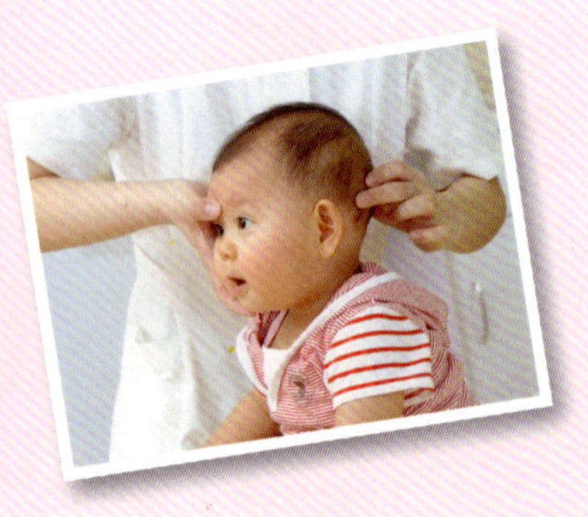

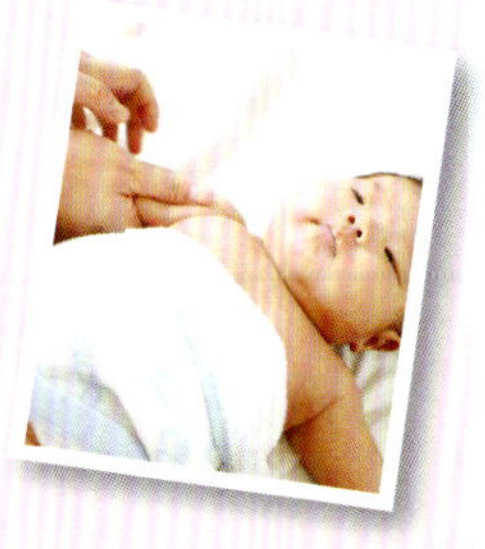

宝宝生病时的抚触手法

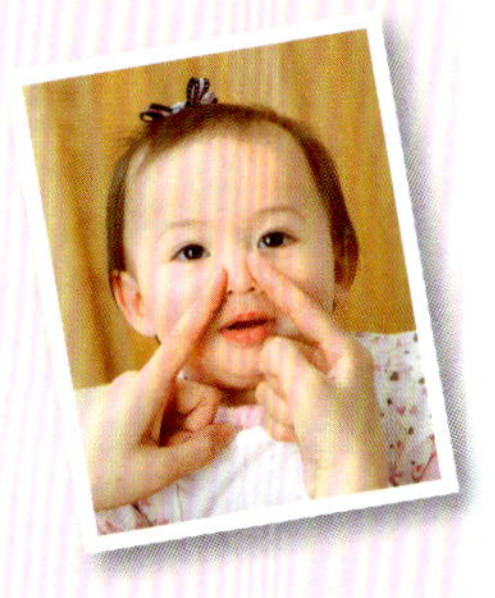

日常生活中的抚触手法

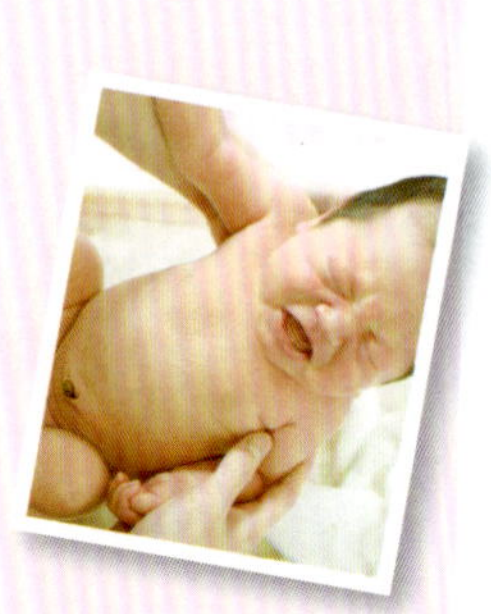

宝宝成长各阶段的抚触手法

PART 3 中医穴位按摩

中医穴位按摩

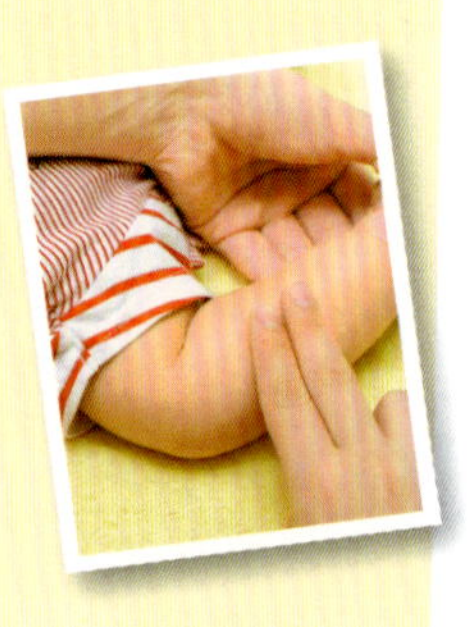

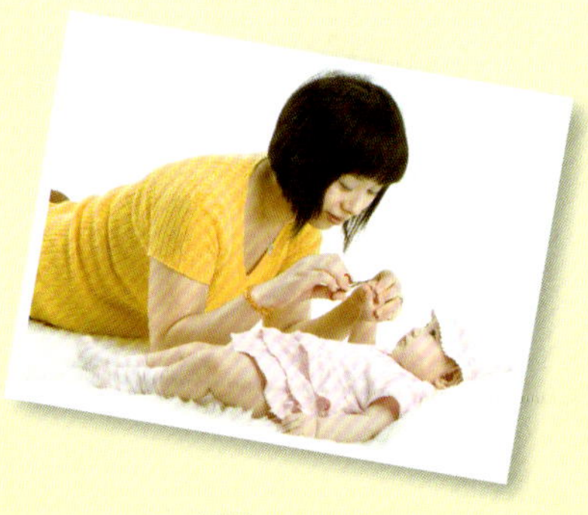

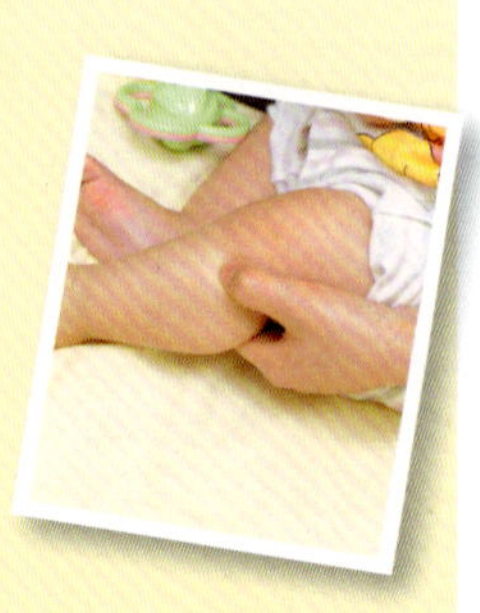

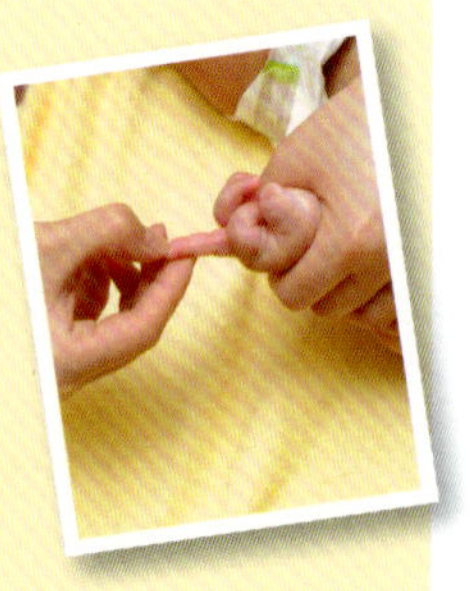

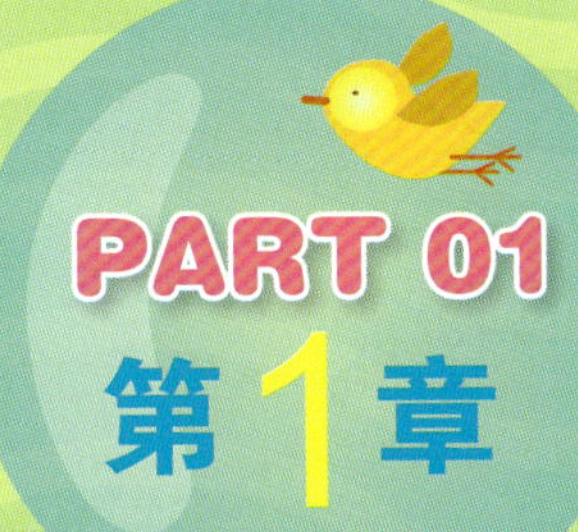

PART 01 第1章

让宝宝爱上洗澡

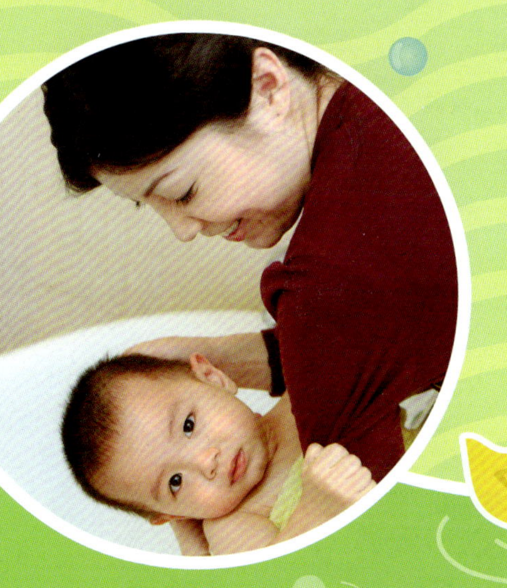

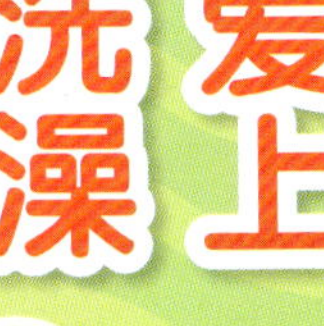

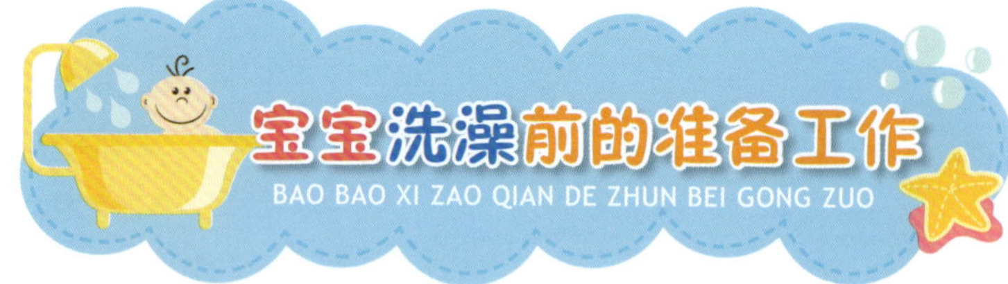

01 适宜的室内环境

给宝宝洗澡主要是为了清洁皮肤、去除污垢；洗澡还可以加快血液循环，促进婴儿的生长发育。所以，如果家中条件许可的话，应该每天给婴儿洗澡。

给宝宝洗澡时，室内温度应控制在24～28℃之间。若冬季要给宝宝洗澡，则要先使用空调让室温达到这个范围，再给宝宝脱衣洗澡。

温暖的环境是宝宝寒冬洗澡的必要条件，但洗澡的地方可不只限于浴室噢！像1个月以下的小宝宝，也可以选在温暖的房间里帮他洗澡，因为这么小的宝宝只需要一个澡盆就可以了。

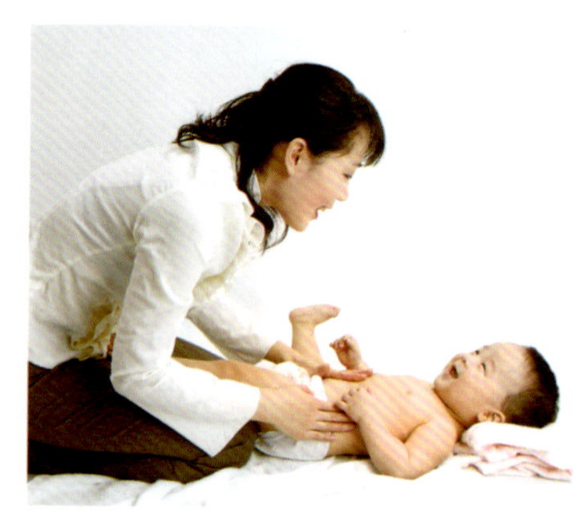

无论在房间或是浴室洗澡，都要先把门窗关紧，以避免空气的对流使宝宝受风而生病；此外，为了让房间或浴室保持温暖适宜的温度，可使用电暖器等增加温度，但是一定要注意安全，这些机器都必须与洗澡的位置有一段安全距离，不可以离太近，以免发生烫伤的危险，若要在浴室使用需更加小心，电器插头、插座都必须处于干燥的地方，以免碰到水产生触电危险。

小叮咛

为了防止加热电器导致触电危险，建议洗澡前先用电器让整个浴室内暖和，然后将电器撤走再洗澡。

02 适宜的洗澡水温度

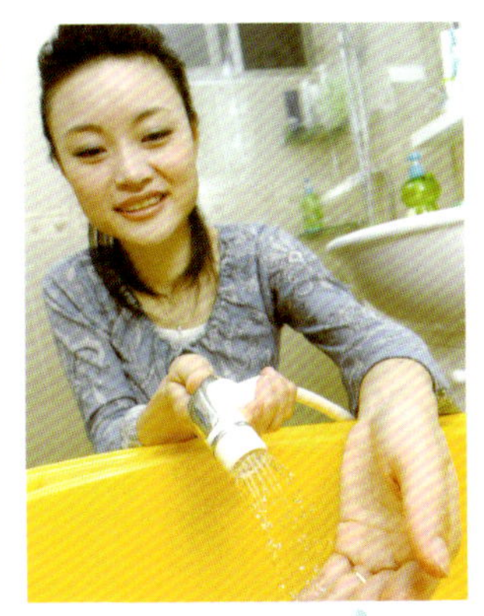

帮宝宝洗澡尽量使用盆浴，盆浴可较好地控制水温。淋浴一方面忽冷忽热使宝宝容易着凉，另一方面必须一只手举着莲蓬头一手帮宝宝洗澡，难度较高。

宝宝洗澡的水温以40℃左右最佳，水的量大约是澡盆的八分满，宝宝坐入浴盆中水大约到宝宝胸部的位置。家长在放水时要先放冷水再加热水，然后将水搅拌一下使冷热水混合，再用自己的手肘去摸水，感觉温温的、不烫手，温度大概就在40℃左右，如果还是拿不准的话，可以用温度计来测量。

03 选择适宜的时间

就一天中的某个时间段来说，从早上10点到下午3点这个时段给宝宝洗澡最好，因为这个时候的气温是一天中最高的，选择这个时间段给宝宝洗澡，宝宝不会因为温度较低而感冒。从中医上来说，中午是人的阳气最充盛的时候，即此时人们最不怕冷，抵抗力也较强，宝宝不易感冒。

从宝宝方面来说，洗澡最好安排在喝完奶2小时左右，以防宝宝吐奶。因为这个时候的宝宝，既不会太饿，也不会因为刚吃饭还未开始消化、不舒服，而不愿意配合洗澡。

04 准备好洗澡必备品

洗澡前，要准备好所用的物品，如热水、大浴巾、小毛巾、纱布、澡盆、棉棒、尿布、换洗的衣服、袜子、婴儿香皂、浴液、爽身粉等。

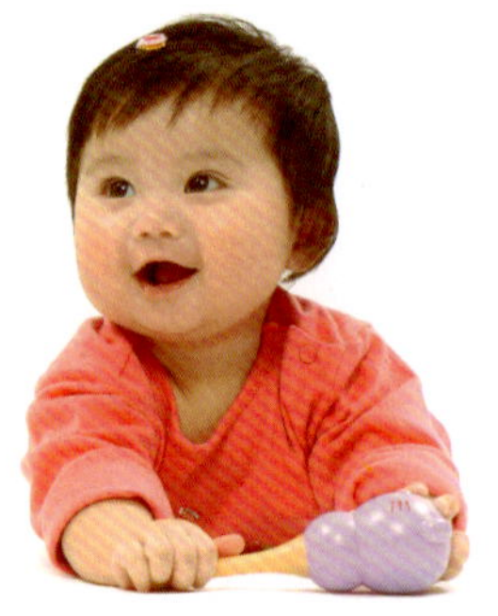

大浴巾、小毛巾等一定要干净，洗完后在阳光下曝晒可以起到杀菌消毒的作用；澡盆在使用前也要注意消毒，先用清水清洗一遍，再用热水烫一遍；宝宝的皮肤非常娇嫩，所以婴儿香皂、浴液的选择以安全、无刺激性、具有一定清洁力为标准。如果要使用大人的洗浴用品，一定要在洗澡前在宝宝的皮肤上试验一下，看是否会引起宝宝的过敏反应。

小叮咛

放好洗澡水后，绝不可以让宝宝单独留在洗澡的地方，以前发生过多起宝宝溺水事件，就是因为家长的疏忽大意，所以家长们必须谨慎。

05 爸爸妈妈的准备

妈妈爸爸在给宝宝洗澡前，也要做准备噢！首先，妈妈爸爸要洗干净自己的手和肘部，以免携带细菌，造成宝宝感染；还要剪短自己的指甲，并把指甲边缘磨光滑，以防在给宝宝洗澡时，不小心划伤宝宝娇嫩的皮肤；在给宝宝洗澡前，还要温暖双手，以免在洗澡时用凉手刺激到宝宝，使宝宝感到冷。

妈妈爸爸除了做好自己的准备，并把小宝宝洗完澡后要换的干净衣物、干净尿布、擦干身体的小毛巾、润肤霜等准备好之外，宝宝洗澡后如果要多穿件衣服，家长可以事先就将这些衣服一起套好，宝宝洗完擦干后就可一次穿完几件衣服，减少穿衣的时间，也可减少宝宝着凉的机会。

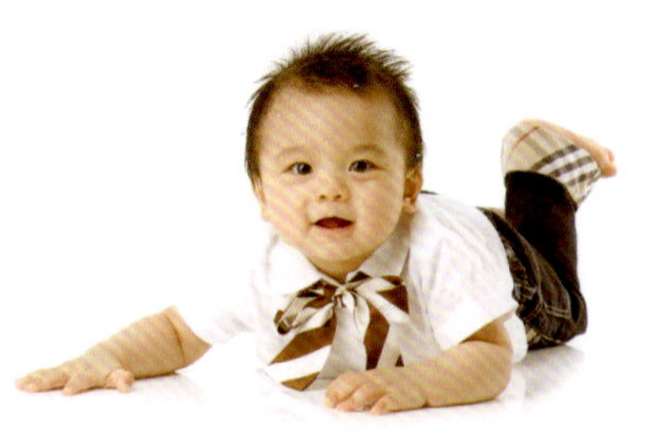

宝宝洗澡分步实施

BAO BAO XI ZAO FEN BU SHI SHI

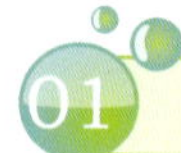

01 洗洗宝宝的小脸

将一块纱布或一条柔软的毛巾在水中浸湿，轻微拧一下，挤干水分。先从宝宝的双眼中间擦向眼角，因为宝宝的眼部皮肤很娇嫩，所

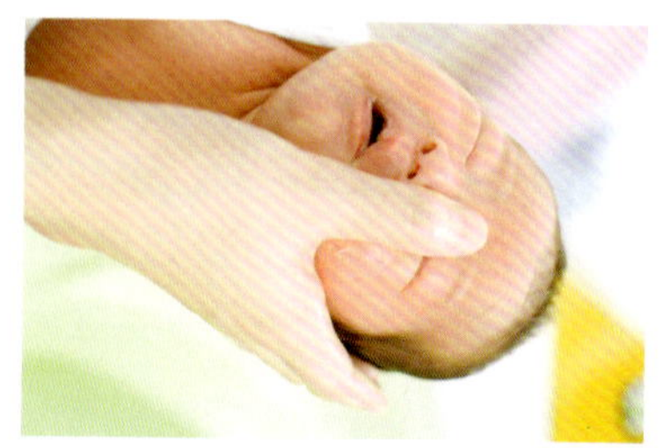

以擦拭时不要太用力。然后再从宝宝的鼻子擦向腮部、额头。

在给宝宝洗脸的时候，不要忽略清洗宝宝的耳朵背后，在清洗时也要注意不要让水进入宝宝的耳朵，可以用手指堵住宝宝的耳朵。

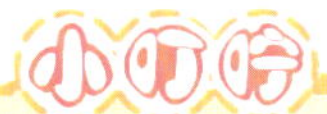

洗脸一定要先从宝宝的眼睛开始擦，如果擦完脸以后再擦眼睛，这时候已经脏脏的毛巾可能会感染眼睛。

02 洗洗宝宝的头发

托好宝宝的头部

妈妈或爸爸坐在小椅子上，用左臂和腋下夹住宝宝的身体，左手托住宝宝的头部，使其面朝上，用右手轻轻洗头。

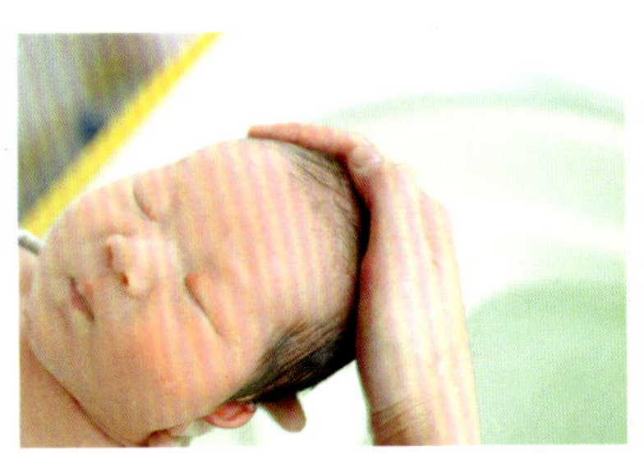

轻揉宝宝的头发

用指腹轻柔地清洁宝宝的头发，然后洗头，洗头时用湿毛巾将宝宝的头发沾湿，家长挤一点点宝宝专用的洗发液在自己手上搓出泡泡，抹在宝宝头上，用指腹轻轻揉洗，然后用清水冲洗干净。

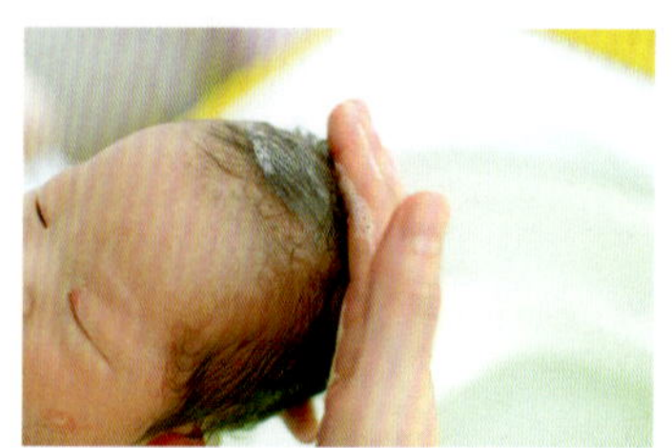

擦干头发

洗完后可用柔软的干毛巾轻轻擦干宝宝头上的水，用脱脂棉擦干耳朵，及时除去不慎溅入的水。

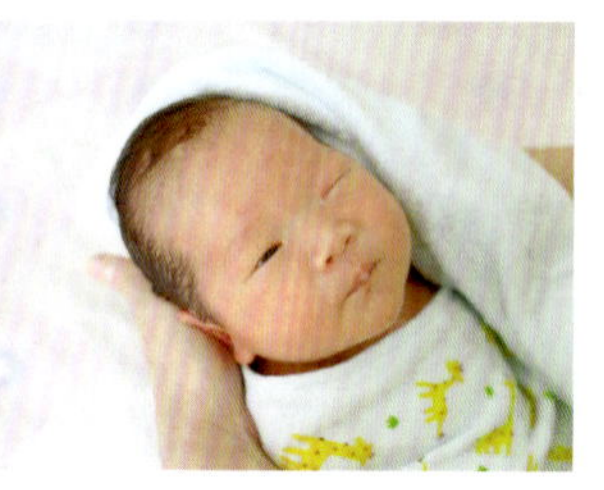

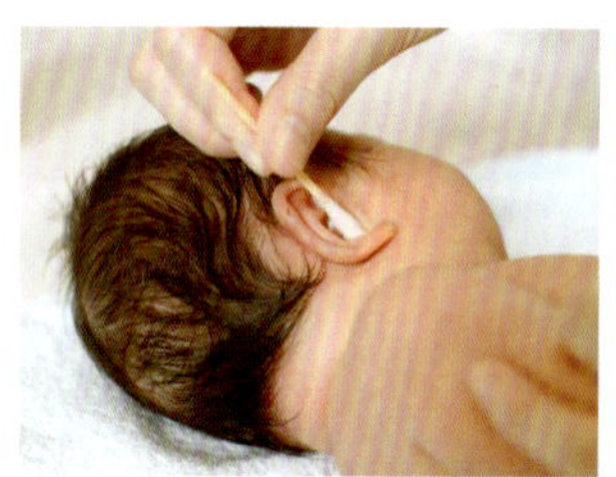

小叮咛

如果不小心把洗发水弄到宝宝的眼睛中，爸爸妈妈也不要惊慌，赶快弄一盆干净的温水给宝宝清洗眼睛。

03 清洗宝宝的全身

脱掉衣服

将宝宝尿布和衣服全部脱掉后，要趁着宝宝身体光溜溜的时候，仔细观察宝宝的肌肤状况。主要注意检查宝宝身上有无伤口、皮疹，皮肤颜色是否正常，以及身体发育情况，若有异常应及时诊治。

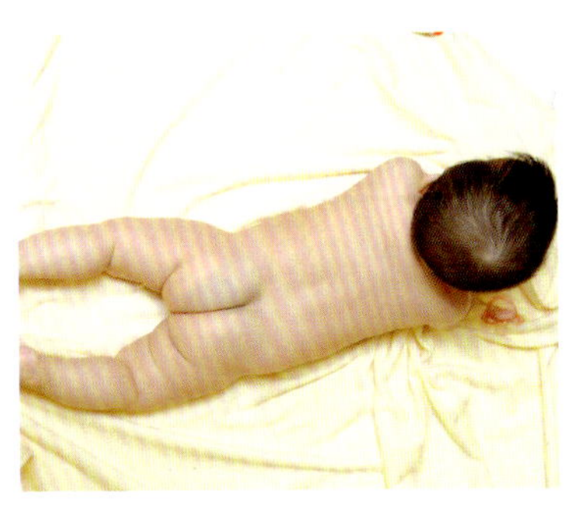

放入浴盆

妈妈或爸爸一手托着宝宝的头部和肩部，一手托起宝宝的臀部，将宝宝轻轻放入盆中，注意让宝宝的臀部先入水。

洗脖子

妈妈或爸爸的手上打上婴儿沐浴露，有的宝宝的脖子有很多褶皱，容易积聚汗渍污垢，要用拇指和食指来回转着轻轻洗干净。

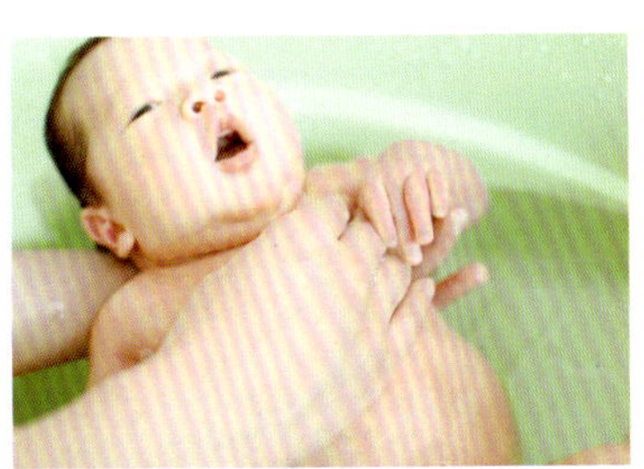

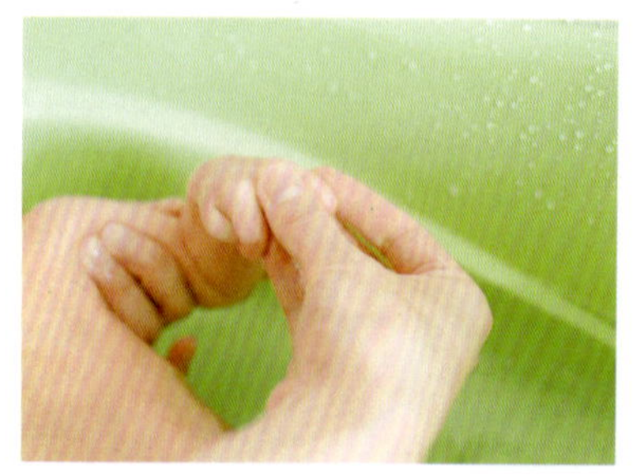

洗手臂

要先从宝宝的肩部开始洗，一直洗到手掌部位。宝宝的手掌常常紧握着，要先打开宝宝的手掌，再清洗手掌和手背。

洗胸腹部

从宝宝的胸部往下洗至腹部。用左手撑住宝宝的颈后，再从脖子往胸部和腹部洗。切忌不要抠洗宝宝的肚脐，否则会引发感染。

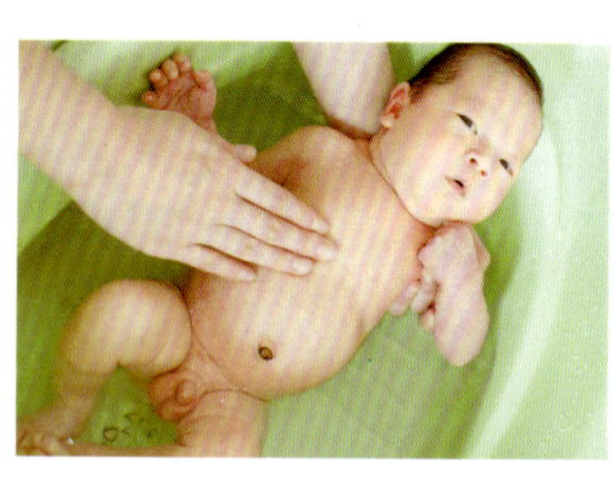

洗腿脚

先洗宝宝的大腿根，将男宝宝的小鸡鸡稍微往上提，仔细清洗；也要仔细清洗女宝宝的外阴。宝宝的大腿根部很容易积存污垢，爸爸妈妈应仔细清洗。

接着打上沐浴露，清洗宝宝的双腿，注意膝盖和腘窝处要重点清洗。

洗宝宝的脚丫时，和手指一样，要注意清洗宝宝脚趾间的污垢。

洗背部

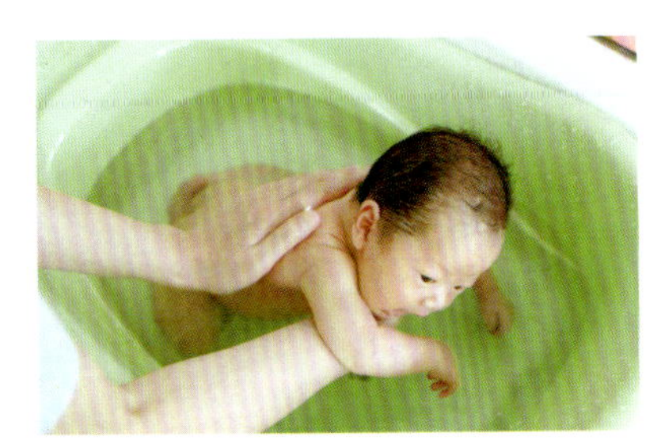

洗宝宝的背部需要将宝宝翻转过来，这时候不要因为手滑让宝宝跌落，用一只手托住宝宝的肋部，另一只手托着宝宝的脖子，将宝宝慢慢翻过来，使宝宝保持身体向前倾的姿势。

妈妈或爸爸的一只手牢牢托住宝宝的脖子，不要让宝宝的脸浸到水里，依次洗干净脖子背面的褶皱、背部和小屁屁。

冲掉宝宝身上的泡泡

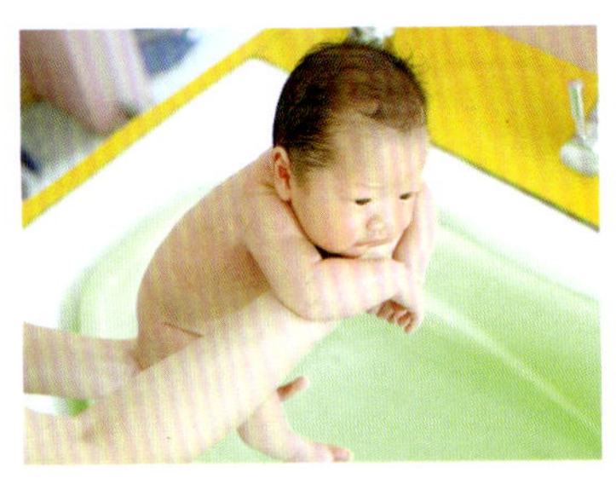

爸爸将宝宝从洗澡盆中抱起来，妈妈用洗脸盆中准备好的干净温水冲净宝宝的全身，注意一些不易冲到的部位，如皮肤的褶皱处等。

小叮咛

给宝宝洗澡不一定要拘泥于顺序，可以根据宝宝配合的情况怎么方便怎么来。

宝宝浴后护理

BAO BAO YU HOU HU LI

01 擦干宝宝的身体

宝宝洗澡后活动的房间也要尽量保持温暖，这样宝宝洗好澡进入房间才不会因为受凉而感冒，房间可事先以电暖设备来增加温度。

擦干身体

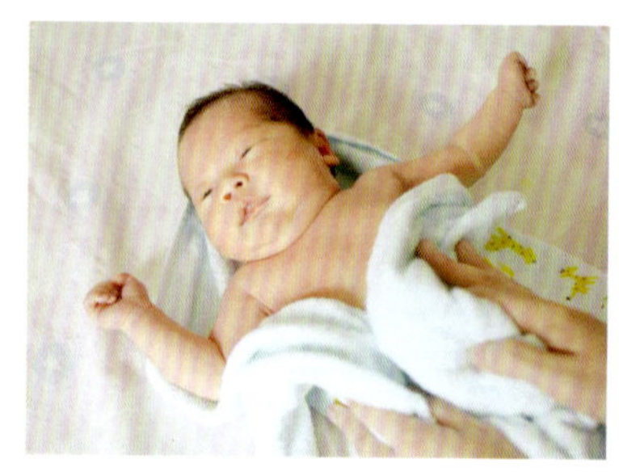

将宝宝放在展开的浴巾上，然后将宝宝全身包裹，不要用力擦，只要轻轻地用浴巾将宝宝身上的水分吸干即可，尤其注意擦干宝宝身体褶皱处的

水，以免积存的水让宝宝的皮肤长出疹子来，也要注意宝宝肚脐眼不要有积水，以防引起感染。

吹干头发

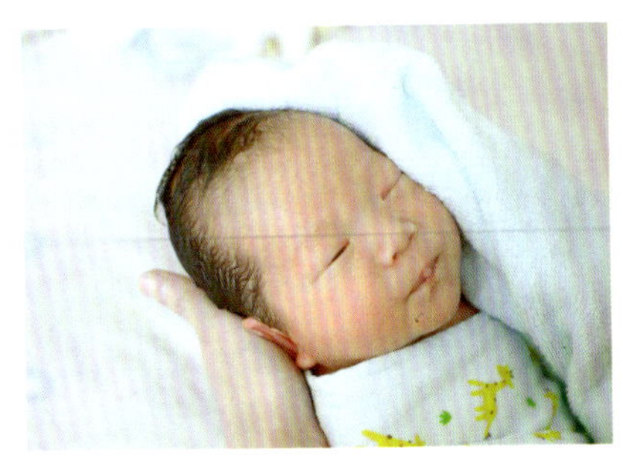

洗完澡后，要擦干宝宝的头发，因为小宝宝的发量少，洗完头后用干毛巾擦拭后很快就会干，若是发量较多的宝宝，可以用吹风机吹干。在帮宝宝吹头发时，要将吹风机的温度调到低档，风量调到最小，这样才不会不小心烫到宝宝，而且吹风机距离宝宝头部要有一定的距离，使用的时间也不需太久，3分钟内应该就可将宝宝的头发吹干。

02 涂上润肤乳

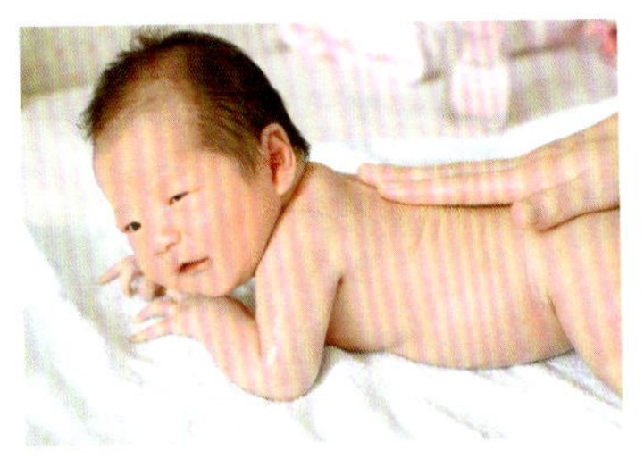

在给宝宝穿衣服前，家长最好观察一下宝宝的皮肤是不是有些干燥的现象，如果宝宝的皮肤出现轻微干燥状况，可在出现干燥的局部皮肤涂上薄薄的一层婴儿乳液、婴儿油或是凡士林，但如果宝宝的肌肤并不干燥，就不一定要擦乳液类的产品。

关于润肤乳的选择问题，建议家长用一些婴儿专用的润肤乳，但即使这样，还是有些宝宝对乳液或油脂类产品会过敏，所以如果需要擦这些产品时，专家建议，先用少量产品在身体局部擦，擦完后观察宝宝的皮肤有没有出现过敏现象，如果没有，就可放心使用这一产品。

小叮咛

专家建议尽量不使用爽身粉，因为粉状的产品在使用过程中，宝宝很可能不小心吸入肺部，而且有些爽身粉产品碰到汗容易结块，会阻塞宝宝的毛孔而造成皮疹。

03 换尿布

垫上纸尿裤

将尿布或纸尿裤展开，提起宝宝的双脚，将尿布或纸尿裤垫在宝宝屁股底下。

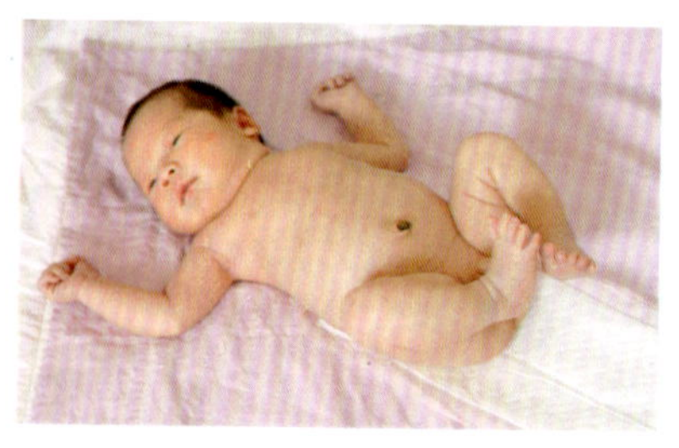

穿好纸尿裤

用尿布或纸尿裤将宝宝的屁股包起来。使用纸尿裤时，用手按住前面的纸尿裤，将腰粘贴好，注意要左右对称。

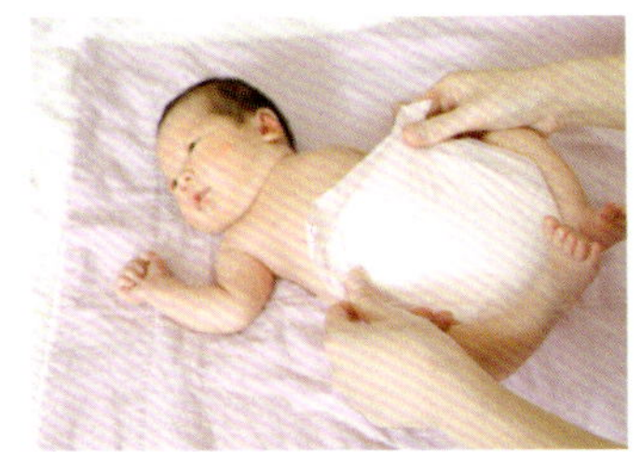

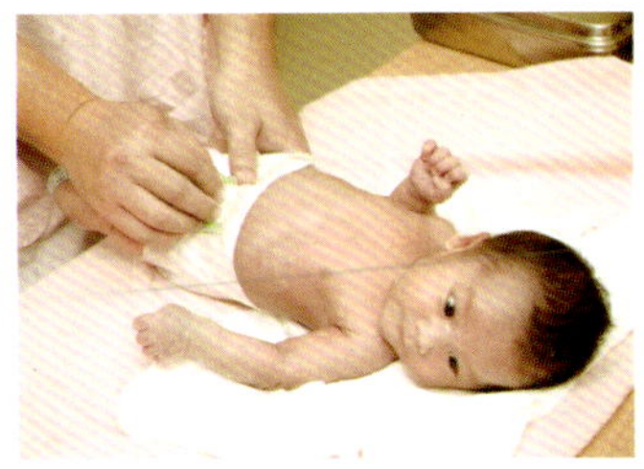

调整纸尿裤

将纸尿裤周围的翼理平，将手指伸到纸尿裤内，确认肚子与纸尿裤之间保持两指的宽松度。如果用尿片，也要注意松紧适当。

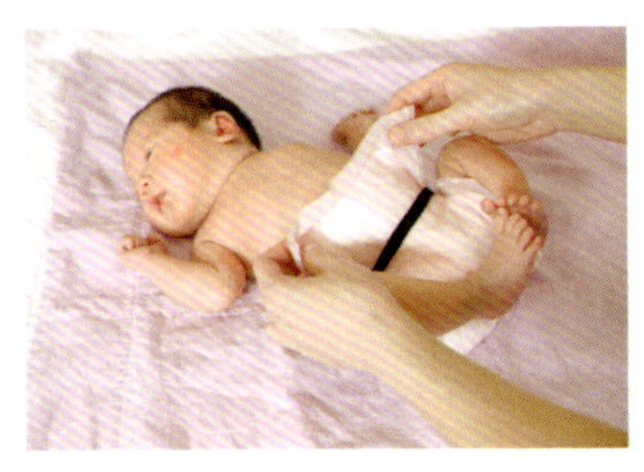

04 穿新衣

将宝宝的衣服垫在身下

将宝宝的衣服展开铺平，然后将宝宝抱起来放在展开的衣服上躺好。

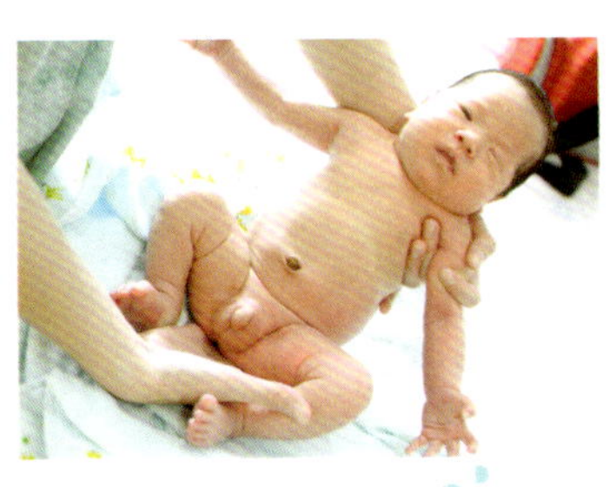

让宝宝的手臂穿过袖子

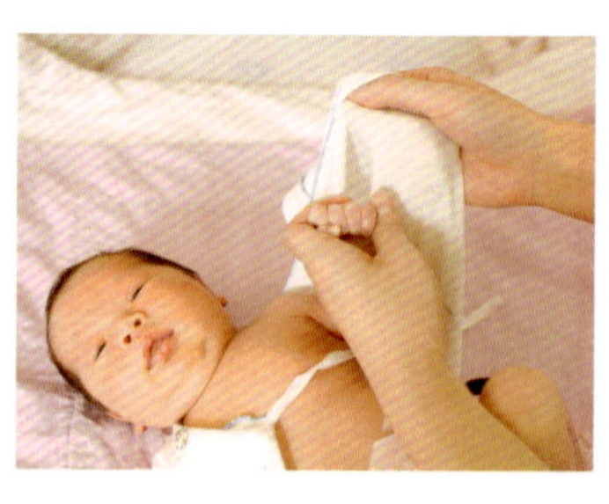

将宝宝的手臂弯成V形，拿起宝宝的手腕穿过内衣袖筒。要等到宝宝的手腕已经穿过袖筒，再拉一下衣服。

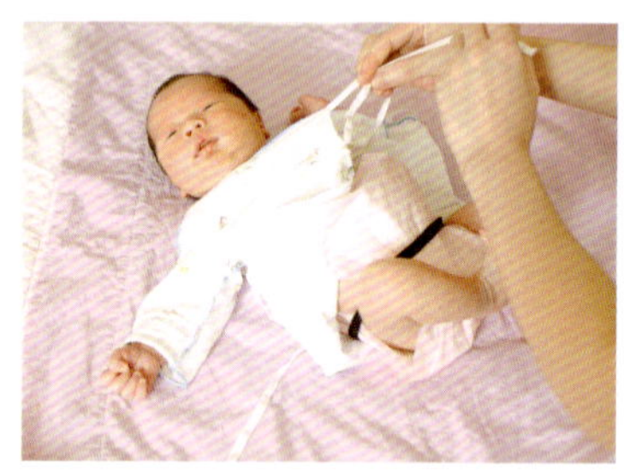

系上带子，按上扣子

把宝宝衣服上的带子系好，要系得宽松一点，不要让宝宝觉得紧，这样他会不舒服。然而，也不要系得过松，否则衣服会容易脱落。

和妈妈一起洗澡

HE MA MA YI QI XI ZAO

01 给不会坐或站的宝宝洗澡

步骤一：将浴盆放满水

洗澡前先将浴盆放满水，让热汽弥漫开，使整个浴室

温暖起来。夏天的水温在38～39℃，冬天的水温维持在40℃左右。

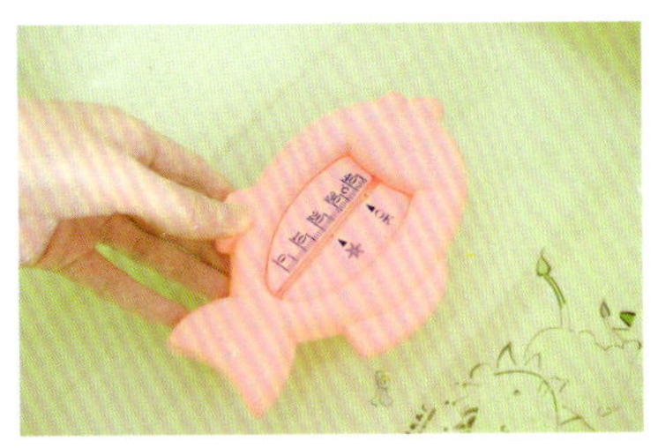

步骤二：准备好换洗衣服和洗浴用品

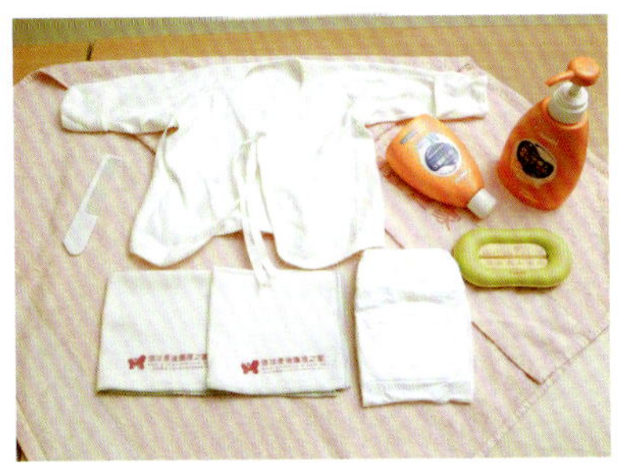

在浴室内准备好毛巾及其他所需的洗浴用品，起居室准备好宝宝要换洗的衣服和尿布。另外，还要准备好宝宝的护理用品和给宝宝喝的水。

步骤三：妈妈先洗

妈妈可以把宝宝放在自己能看得到的地方，或者由其他家人照看，然后自己快速洗澡，等妈妈洗完的时候，浴室已经很暖和了。

步骤四：给宝宝洗澡

妈妈坐着横抱着宝宝，或者直接让宝宝坐在妈妈大腿上，倚在妈妈胸前，按前述步骤给宝宝洗澡。

步骤五：擦干宝宝身体

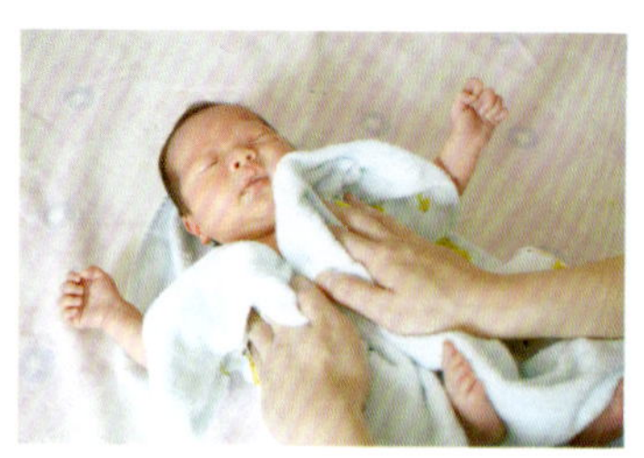

给宝宝冲完泡沫，然后用毛巾包裹好宝宝，将宝宝抱到温暖的房间，仔细擦干宝宝身上的水分。

小叮咛

洗完澡后，要先给宝宝换上尿布，以免穿上新衣后被宝宝弄脏了。

01 给能坐会站的宝宝洗澡

步骤一：先和宝宝在水中玩一下

放好水后，不要立即洗澡，可以把宝宝的玩具放入水中，先和宝宝玩一下。

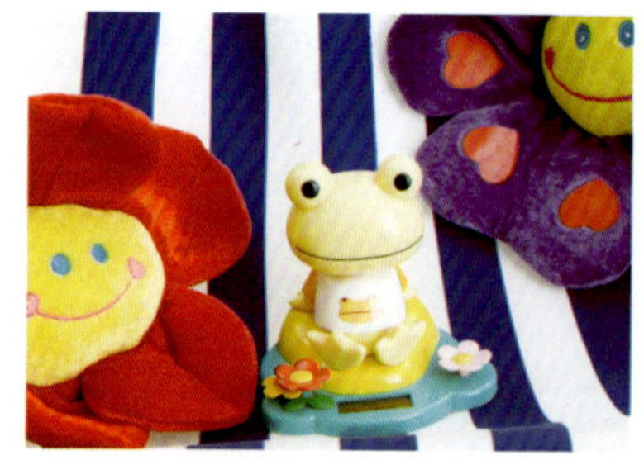

步骤二：妈妈先洗

妈妈先洗澡，然后再给宝宝洗。这时候宝宝可以自己坐在安稳的浴椅或浮圈上玩玩具。

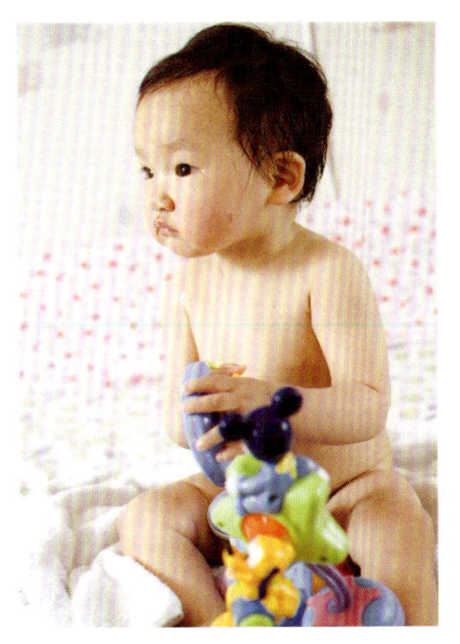

步骤三：给宝宝洗澡

给宝宝洗澡的时候，可以在浴缸边上摆上玩具来吸引宝宝的注意力，让宝宝扶着浴缸边洗澡，这样妈妈给宝宝洗澡会更轻松。

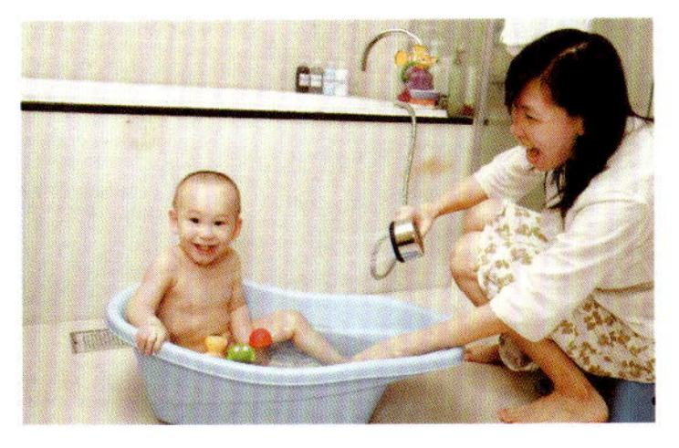

步骤四：擦干身体

用干净的水冲净宝宝的身体后，将宝宝抱出来，用干净毛巾包住宝宝，擦干水分。

步骤五：换上衣服

擦干宝宝身体后，妈妈撑好衣服，让宝宝自己将胳膊和腿伸进衣服，系上扣子，穿好衣服。

宝宝也要注意个人卫生

BAO BAO YE YAO ZHU YI GE REN WEI SHENG

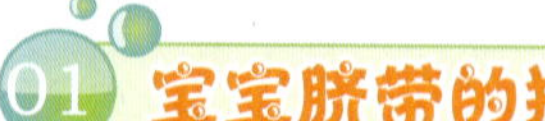

01 宝宝脐带的护理

如果给脐带未脱落的新生宝宝洗澡，洗完澡后要先用棉签仔细地将脐带处的水吸干，再用75%的酒精消毒，最后用无菌纱布包好。

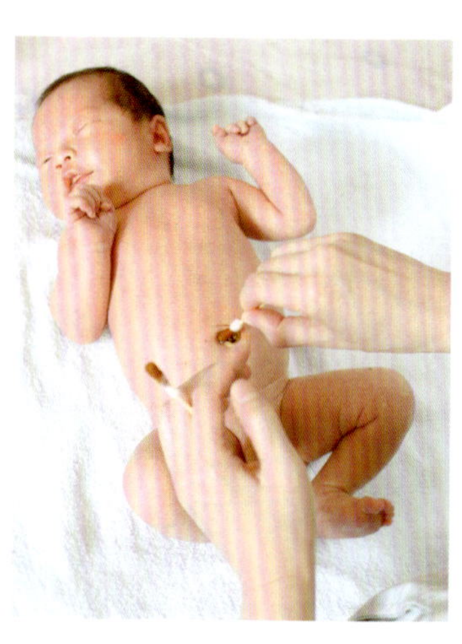

如果宝宝的脐带已经脱落，洗完澡肚脐潮乎乎的，等完全干了以后，可以用棉棒清除上面黏附的污物。难以清除的污物，可以用婴儿油清除干净。

02 清洁宝宝外阴

给宝宝洗完澡后，也要注意清洁宝宝容易受到污染的外阴部，尤其是女宝宝的外阴。

清洁女宝宝的外阴时，可以用小方巾蘸取温开水由上而下清洁，只清洁一次即可，不可来回反复擦拭，以免造成污染。清洁男宝宝的生殖器可将棉花棒蘸取温开水，沿着尿道口轻拭一圈。

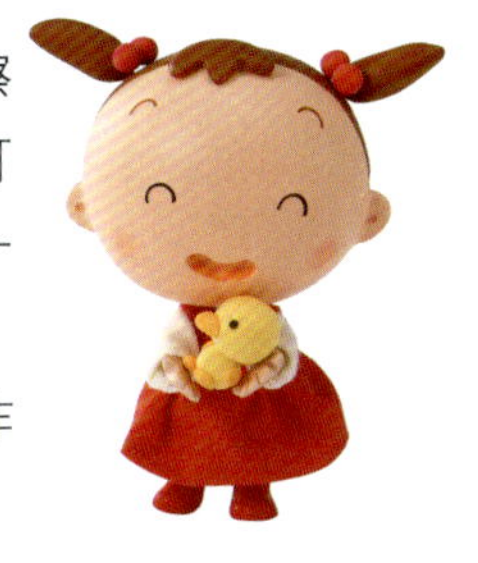

刚出生女宝宝的外阴有一些具有保护作用的胎渍，不需特意清除。

03 清除耳垢

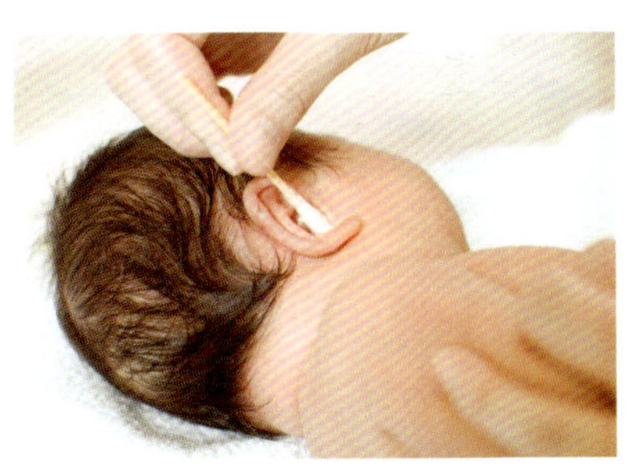

宝宝的耳朵周围也很容易脏，所以爸爸妈妈在给宝宝洗完澡后，可以用拧干的湿纱布轻轻擦洗宝宝的耳朵。爸爸妈妈平常可以每周帮宝宝用棉棒清除耳垢1～2次，但仅限于耳朵入口处的污物。爸爸妈妈注意不要将棉棒插入耳道，插入耳朵太深容易伤到宝宝的外耳道和鼓膜。

04 宝宝鼻腔的护理

妈妈可以趁宝宝洗澡后，好好清理一下宝宝的鼻腔污物。

宝宝的鼻腔黏膜非常娇嫩，积存污物或受到刺激后容易引起炎症，可用小棉签蘸婴儿油或食用油，清除宝宝鼻腔中的污物，动作一定要轻柔，小心扶住宝宝的头，不要让宝宝晃动，以免伤到宝宝。

从宝宝鼻子的外侧擦拭，靠近鼻翼的污物才可以用棉签清理出来，用棉签可适当清除鼻腔内的小附着物，如果鼻腔深处有较大的鼻屎，要注意不要推到更里面。

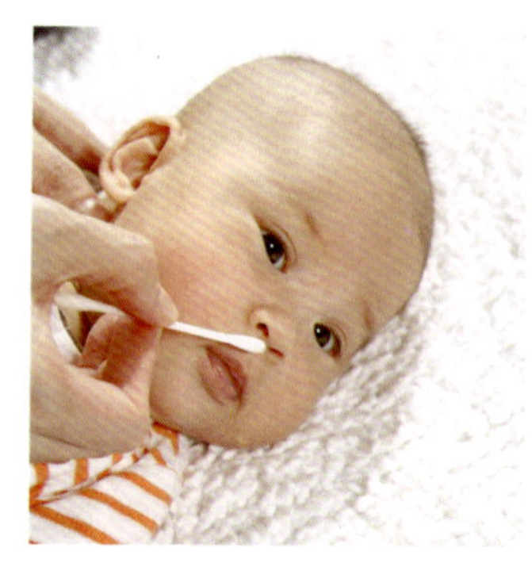

小叮咛

有的宝宝呼吸时会发出呼哧呼哧的声音，并不一定是因为宝宝的鼻腔里有异物，这是因为宝宝的鼻腔比较狭窄，黏膜血管丰富，鼻腔的分泌物阻塞了宝宝的鼻腔。家长不必对此过分担心，也不需要清理鼻腔。

05 剪除宝宝的指（趾）甲

宝宝的指甲长得很快，如果不及时剪除，长长的指甲不仅容易划伤宝宝的脸部，还容易藏污纳垢，把细菌带入体内而引起一些疾病，所以爸爸妈妈要勤剪宝

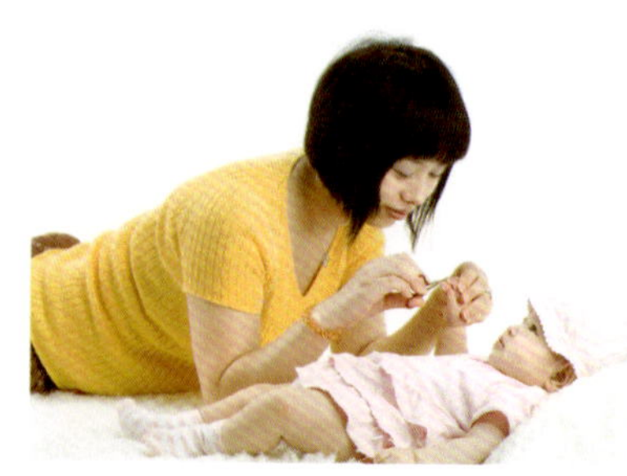

宝的指甲。市面上出售的婴儿指甲剪头部是圆的，有的还有防护套，剪起来比较安全。

剪手指甲时，宝宝的手如果一直乱动会很危险，容易伤到宝宝的手指。这时候家长就要用另一只手的拇指和食指紧紧地捏着宝宝的手指。

剪脚趾甲时，家长轻轻地捏住宝宝的脚趾，将趾甲长长的部分剪掉，注意不要剪得过深。

小叮咛

宝宝的指甲小而薄嫩，剪时要当心，不可剪得太深，免得有疼痛感，注意保护宝宝的手指。在宝宝睡着后再给他剪指（趾）甲较为安全。

06 给宝宝理发

婴儿的颅骨比较软，头皮柔嫩，理发不慎就极易擦破头皮而发生感染，因此最好在宝宝3个月后再给宝宝理发，对于民间所谓的给宝宝剃“满月头”的做法，还是不要盲目跟风比较好。

如果宝宝本身的头发较浓密，且正好赶上炎热的夏季，妈妈可以等宝宝洗完澡睡着以后给宝宝理发。

给大宝宝理发时，就不必非要等到宝宝睡觉才开始理发。可以在宝宝专心看电视的时候给宝宝理发，也可以和宝宝事先“沟通好”，让宝宝当一个游戏来玩。

在家中给宝宝理发要准备好一条毛巾和痱子粉，将毛巾围在宝宝脖子周围，让宝宝坐在椅子上或者坐在爸爸腿上，妈妈从宝宝头后开始理发，最后再理宝宝前面的头发，理完头发后用沾满痱子粉的粉扑将宝宝身上的头发扫净。理发时间不宜过长，以免宝宝不耐烦。

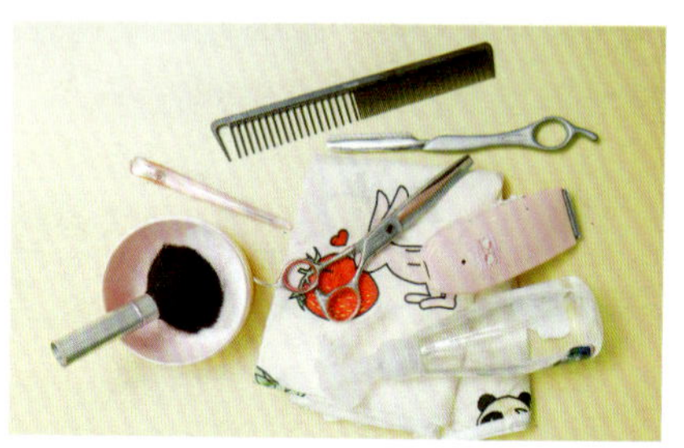

小叮咛

无论怎样给宝宝理发，一定要确保理发工具的卫生，所以要在理发前用75%的酒精消毒，以免不小心伤到宝宝而继发感染。

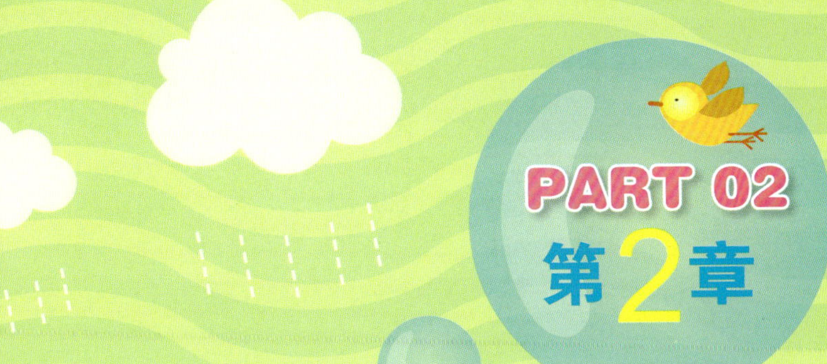

PART 02

第2章

亲子抚触进行时

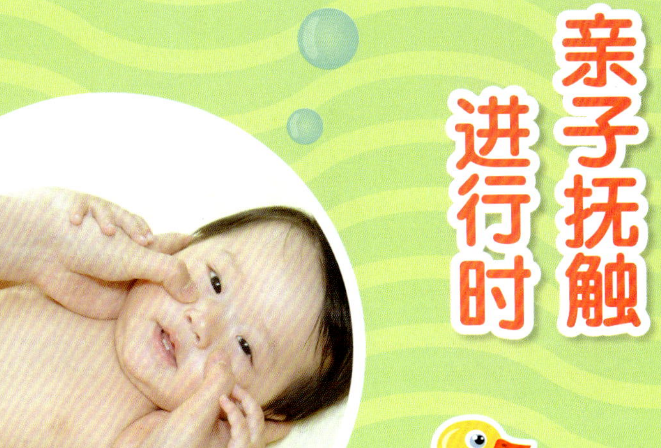

宝宝抚触知多少

BAO BAO FU CHU ZHI DUO SHAO

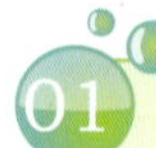

01 了解宝宝抚触

抚触起源

婴儿抚触并不是一项时髦活动，它是一种医疗方法。因为抚触从一开始就是和医学探索联系在一起的。自从有了人类就有了抚触，在自然分娩的过程中，胎儿就接受了母亲产道收缩这一特殊的抚触。

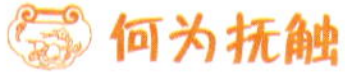

何为抚触

抚触就是对婴幼儿的身体进行轻柔的按摩、爱抚，以改善宝宝的身体机能，促进宝宝生长发育。

抚触的对象

1 早产儿

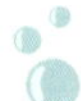

② 足月儿

③ 有疾病的新生儿、婴儿

④ 幼儿

随着抚触的保健作用及促进亲子情感交流、促进宝宝生长发育的作用越来越受到重视后，亲子抚触在日常生活中的应用范围也越来越大，0~3岁的宝宝都适宜亲子抚触。

抚触的关键期

要建立亲子之间的依恋关系，首先应找到依恋的关键期，只有在关键期内对宝宝进行抚触，才能使亲子间的纽带更为牢固。宝宝的依恋期大体分三个阶段:

①前依恋期（0~6周）

刚出生的宝宝还分不清人，只会通过啼哭、笑等方式与他人交流，此时抚触不会有太大效果。

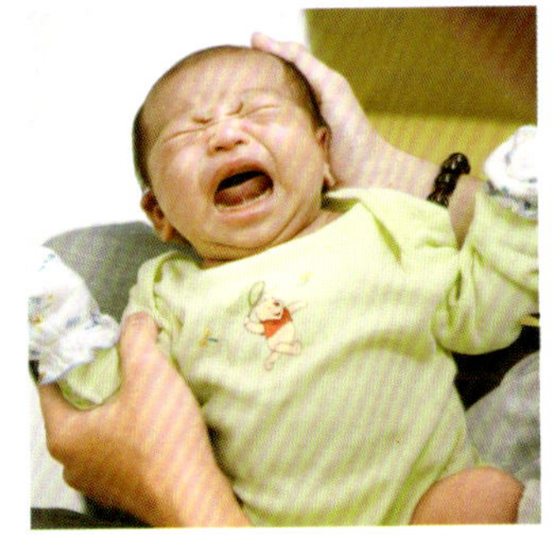

②依恋关系建立期（7周至8个月）

宝宝已能分清父母亲，并对经常照料自己的亲属报以更多的微笑。此时的父母也不必给予宝宝过多的抚触，只要回报相同的笑容给宝宝，就会给他带来满足感。

③依恋关系明确期（9~36个月）

此时的宝宝会产生强烈的依赖，比较粘人，是对宝宝进行抚触的关键时期。

小叮咛

对宝宝进行轻柔的爱抚，不仅仅是皮肤间的接触，更是母子之间爱的传递，会让宝宝充分感受到爸爸妈妈对他的爱护和关怀。

02 抚触的作用

抚触的生理效益

❶ 降低肌肉、关节紧绷

新生儿的肌肉关节常处于紧张收缩状态。通过给宝宝抚触，可使他僵硬的肌肉松弛，释放紧绷压力。

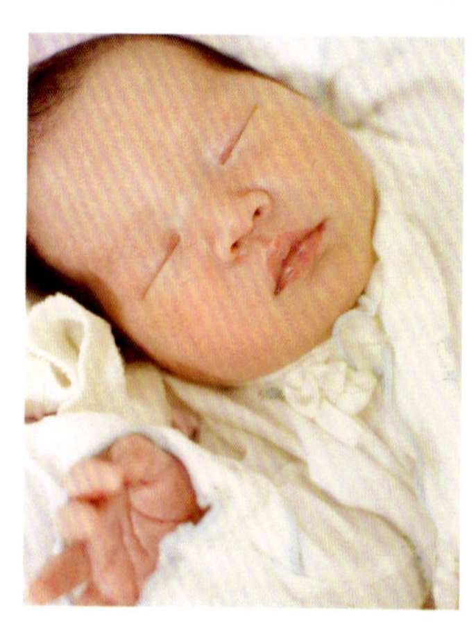

❷ 促进神经发育

3岁前宝宝神经系统一直处于发育状态，频繁抚触刺激可促进宝宝脑部及神经发育。

❸ 促进血液、淋巴循环

通过妈妈指掌间的触摸、抚慰，能改善血液和淋巴循环，强化免疫系统。

④减轻对刺激的应激反应

宝宝抚触可降低宝宝体表皮肤的敏感度，提高对刺激的耐受度，也可激发婴幼儿的平衡觉与本体觉。

⑤改善消化吸收

抚触可增进宝宝营养吸收与肠胃蠕动，调整肠胃消化系统。

⑥改善宝宝睡眠

妈妈温柔的按摩、抚触会加深宝宝的睡眠深度，延长睡眠时间。

抚触的心理安抚作用

①给予安全感与被爱感觉

婴儿抚触可让父母与孩子在最短时间内，透过“触摸、互动”来了解彼此，让宝宝感受到你有多爱他。

②强化亲子沟通

抚摸、按摩，甚至是拥抱等肢体碰触行为，有时是比“语言表达”更好的沟通方式。家长通过按摩，能与孩子互相学习、适应，不但能增进亲子之间情感交流，还能提高信赖感，对亲子关系提升有相当大的帮助。

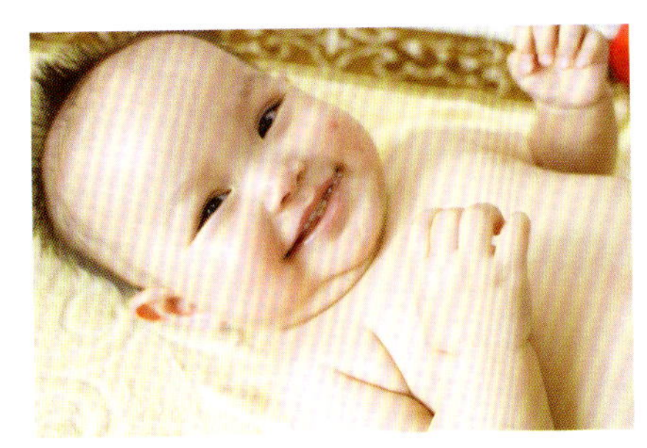

③降低负面情绪

抚触除了可对宝宝的知觉、智力发育带来积极作用外，还可消除宝宝焦虑、烦躁等负面情绪，当宝宝的身心通过按摩获得舒缓后，有利于其情绪抚慰与信心建立。

4 增强自尊，帮助身心发育

针对宝宝较为迟钝或敏感、紧绷的部位进行抚触与按摩，可以使他增强自尊，有助身心与智能发展。

5 人际关系加分

通过父母与宝宝之间的肌肤碰触、按摩，宝宝的自信心与同情心也会从中增强，对于孩子日后的人际关系发展，打下良好的基础。

03 抚触的准备工作

适宜的环境

让室温保持在22～26℃，不宜过高也不宜过低。如果温度无法达到理想标准，可使用空调或取暖器进行调节。

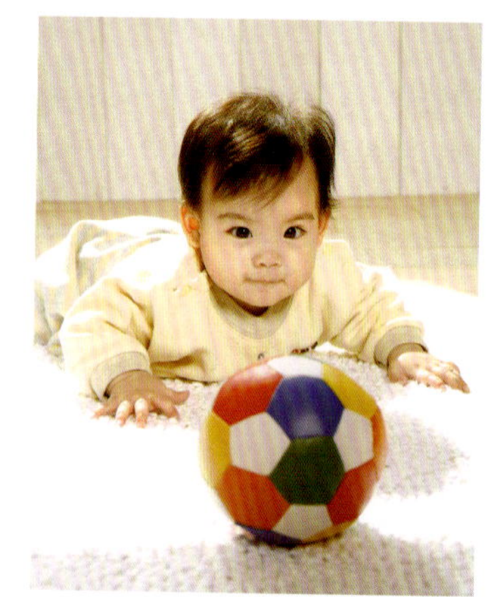

选择比较安静、光线不太刺眼的地方。给宝宝和你选一曲柔和的音乐，帮助你们放松身心。

抚触的房间最好是宝宝的卧室或者熟悉的房间，因为这样会使宝宝有安全感，会更放松。

适宜的时间

两次进食之间，宝宝的情绪稳定，没有哭闹和身体不适，是抚触的最佳时机。

切忌在宝宝过饱、过饿、过疲劳的时候抚触，否则，不但不能让宝宝享受亲子之间的快乐，反而让他对此很反感。

物品准备

准备好作铺垫用的大毛巾、宝宝爱玩的玩具、尿布、换洗衣服和按摩油。一定要保证这些物品的卫生。

爸爸妈妈的准备

爸爸妈妈作为抚触者，也要做好准备。首先要摘掉佩戴的饰物，以免伤到宝宝；然后用温水仔细清洗双手，洗完后在掌心倒一些润肤露，使自己的双手柔滑，以方便抚触。

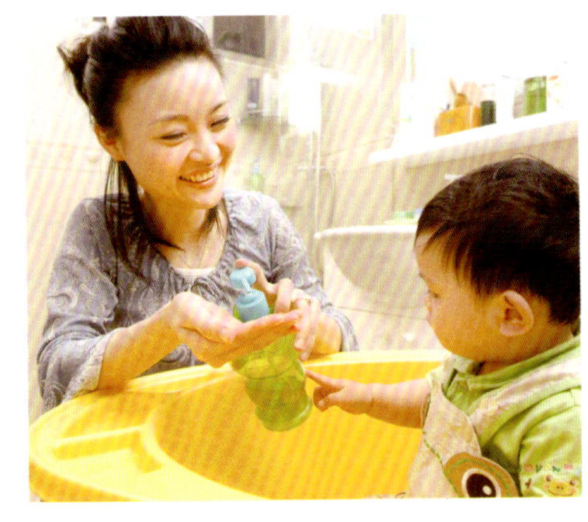

爸爸妈妈在给宝宝按摩前，要先给予尊重，征询孩子按摩、身体被接触的意愿，如此孩子长大后，才不会允许陌生人随意接触。

04 抚触的注意事项

时间要适宜

小宝宝的注意力不能长时间集中，所以抚摸不能做很长时间，先从5分钟开始，然后延长到15～20分钟，稍大一点的宝宝可增加抚触的时间，但最好不要超过40分钟。

力度要适宜

给宝宝做抚触时，手法的力度要根据孩子的感受做具体调整。

通常的标准是做完抚触之后如果发现孩子的皮肤微微发红，则表示力度正好；如果皮肤不变颜色，说明力度不够；如果只做了两三下，皮肤就红了，说明力量太强。

选择合适的按摩油

推荐使用一些质量信得过品牌的婴儿油，也可以使用一些可以食用的油类，例如葡萄籽油、甜杏仁油、桃仁油等。总之，要以温和、无刺激性为准。

记住各部位安全点

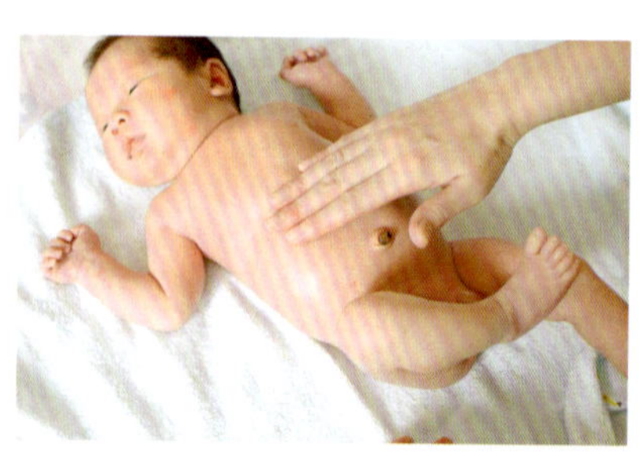

做头面部抚触时，不要将润肤油滴到宝宝眼睛里；如果小宝宝脐带未脱落，做腹部抚触时

要小心，不要碰触；还要注意避开宝宝皮肤伤口及发炎之处。

不必循规蹈矩

妈妈在给宝宝做抚触时，不一定非要按照从头到脚、从左到右的顺序，每个动作一一做到。因为小宝宝是不会被这些规矩左右的，有的宝宝就喜欢别人抚摸他的小肚子，而有的宝宝则喜欢动动小手、动动小脚，所以抚触应该是按照宝宝自己的喜好来安排。

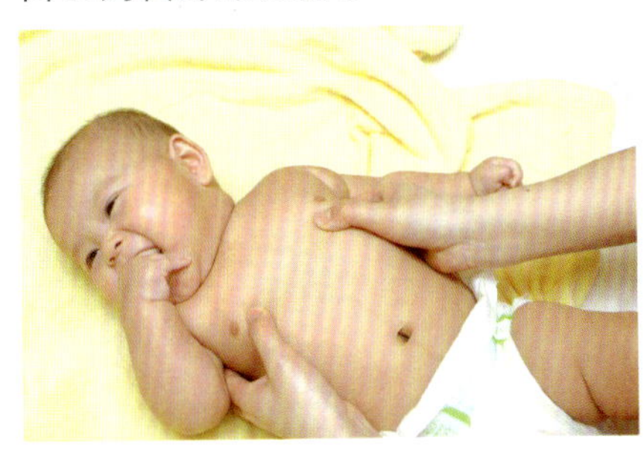

进行抚触时，每个动作的重复次数由宝宝的反应来决定，如果宝宝感觉很舒服，可以多重复几次；反之，可以少做或者跳过某个动作。

要注意和宝宝的情感交流

在抚触过程中，还要多和宝宝做交流，不要以为宝宝听不懂你在说什么，他会从你的表情和声音中获得你的情绪信息噢！

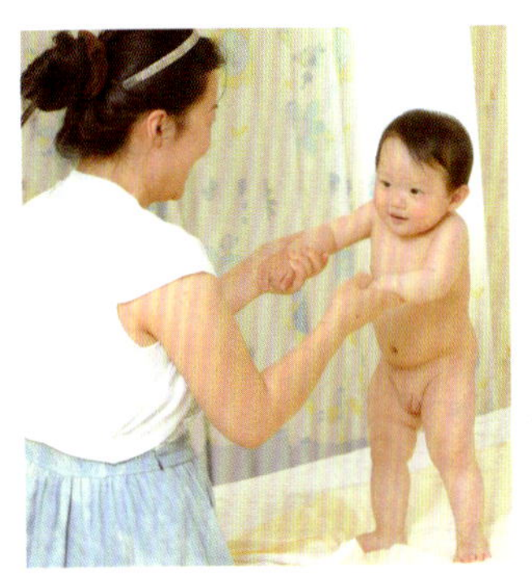

05 不同抚触手法的应用

整个手掌抚触

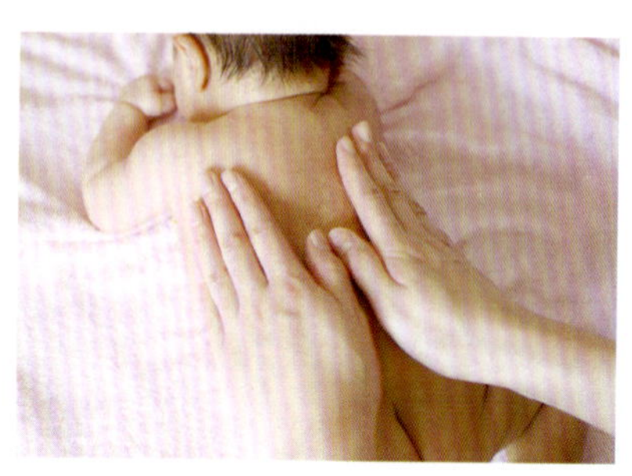

用整个手掌抚触这种手法适合对大面积部位的抚摸，比如宝宝的臀部、背部、腹部等肌肉丰厚、面积较大的地方。用整个手掌进行抚触能使其受力更加均匀，但要注意用整个手掌进行抚触时不要把全身的力量都集中在手上，要时刻提醒自己，宝宝的皮肤是娇嫩的。

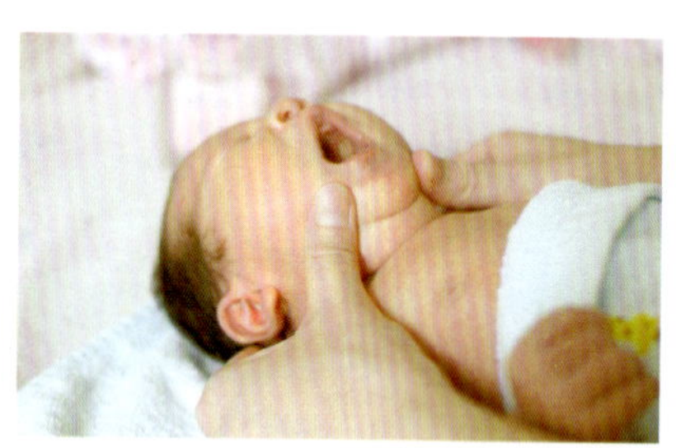

用拇指指腹抚触

用拇指指腹抚触这种手法适合对面积较小的部位进行有针对性的抚触，通常适合对面部、手掌以及脚掌等部位的抚触。在抚触时虽然是用拇指的指腹进行抚触，但仍要注意把握好力度，在抚触过程中避免用力按压穴位，应用指腹在皮肤表面向一定方向轻轻滑动，其余四指助力，使皮肤均匀受力。

用两三根手指抚触

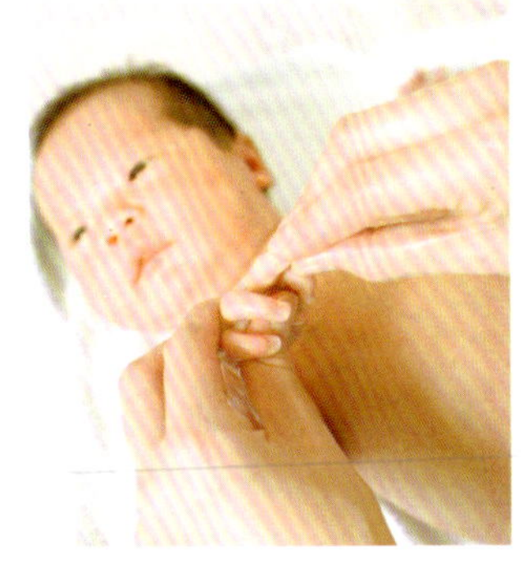

这种手法适合对宝宝的肩膀、腰部、脸颊，以及手指、脚趾进行抚触。在抚触时，不要用指尖进行发力，而要用指腹进行抚触或揉捏。用指腹揉捏最好选择脂肪、肌肉比较厚的部位。

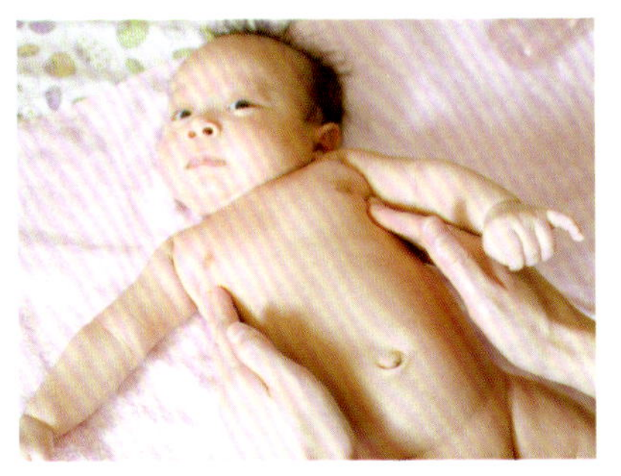

用手指滑动抚触

这种抚触手法是最简单、最常见的，妈妈可以随时随地对宝宝进行抚触，不论是与宝宝嬉戏，还是和宝宝一起吃饭时都可以进行。抚触的部位没有限制，手腕、腹部、背部等都可以。然而，抚触者要注意避开宝宝的一些比较敏感的部位，比如乳头。

手掌弯成铲子状进行抚触

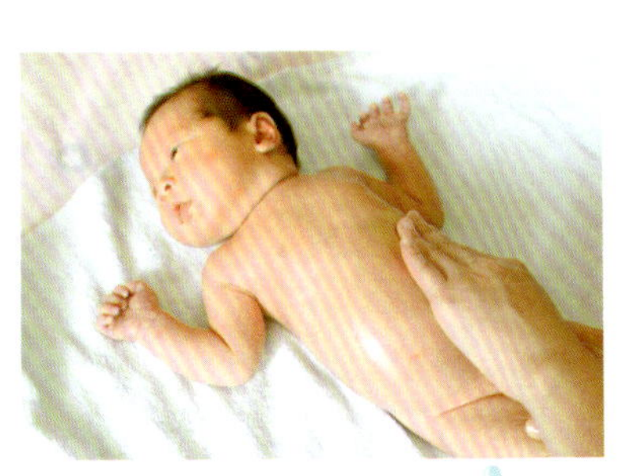

将手掌弯成铲子状一般用来拍打宝宝的背部、腹部、大腿等肌肉、脂肪丰厚的地方，这种手法

具有良好的保健作用，可以促进血液循环，促进宝宝生长发育，也可以起到安抚宝宝的作用，让宝宝感受到妈妈的爱，停止哭闹。拍打宝宝时，不要用掌心直接击打，而要让掌心充满空气进行拍打。

手指抓捏抚触

抓捏式抚触手法通常用于对宝宝的四肢进行抚触，妈妈用手抓住宝宝的手臂或双腿的一端，一边挤一边滑向另一端，同时搓揉四肢肌肉及关节，帮助宝宝放松身体。

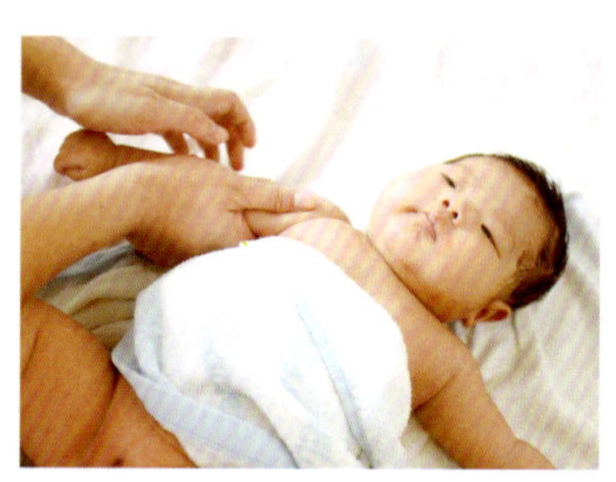

06 以下情况，抚触STOP

烦躁不安、大声哭闹

何时做抚触，以及何时停止抚触，关键要看宝宝的情绪。宝宝哭了，抚触就要停止。先找找原因，尿布是不是湿了？肚子是不是饿了？还是想睡觉了？或是哪里不舒服了？如果不是这些客观原因，就是宝宝不喜

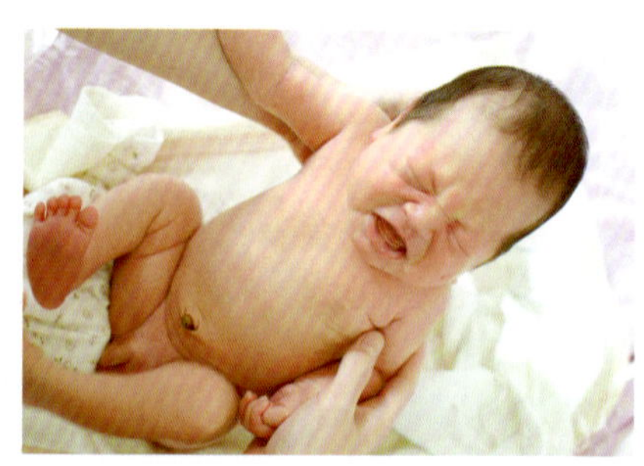

欢抚触。因为每个孩子的个性都是不同的，当他不愿意接受抚触的时候，最好给他一些其他的活动，比如一段优美的音乐，或是一个轻松的游戏。

如果他哭了，先设法让他安静下来，然后才可继续。一旦宝宝哭得很厉害，应停止抚触，因为宝宝可能想要拥抱、哺喂或睡觉。

精神萎靡不振

当宝宝处于浅睡眠或深度熟睡状态时，精神萎靡不振，当然不喜欢有人这时候给他做抚触。这就应该等到宝宝睡醒或者清醒过来再给宝宝进行抚触。

不配合

按摩时如果宝宝出现转头、眼神漂移、四肢不停扭动等动作，或用肢体语言拨开妈妈的手，表达他现在并不想让人按摩，这时候父母最好不要勉强孩子。

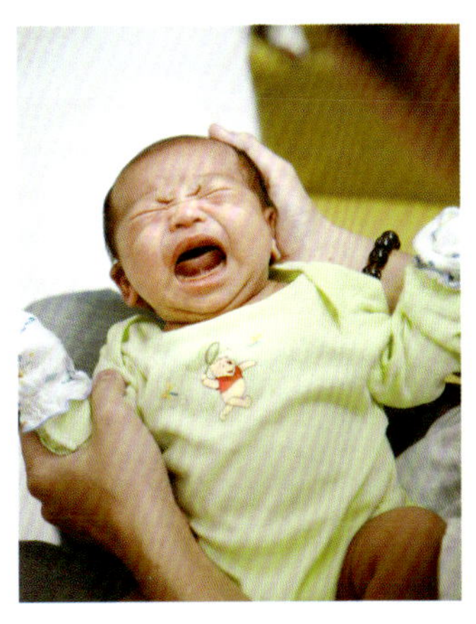

身体不适或生病时

在宝宝身体不适或生病时，本来就很难受、很烦躁，这时候给他抚触，会引起他的反感情绪，所以爸爸妈妈在此时最好不要做抚触。

小叮咛

宝宝抚触的内容应该根据他的年龄而定。宝宝长牙的时候，可以让他仰面躺下，多帮他抚触小脸，这样可使脸颊肌肉放松；到了要爬的时候，再让他趴下，帮他练习爬爬；学习走路的时候，除了多给他做些腿部的抚触外，小脚丫也是很重要的。另外，除了让宝宝身体放松外，更重要的是让宝宝心情上得到放松。所以，抚触的时候应该对他更温柔。

宝宝身体分部抚触

BAO BAO SHEN TI FEN BU FU CHU

01 捏捏小脸

脸部抚触可以舒缓脸部因吸吮、啼哭及长牙所造成的紧绷，并促进脸部的血液循环。

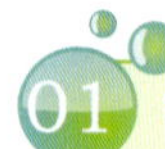

步骤一：推压前额

取适量婴儿油或婴儿润肤乳液，从前额中心处用双手拇指往外推压，画出一个微笑状。做3~5次。

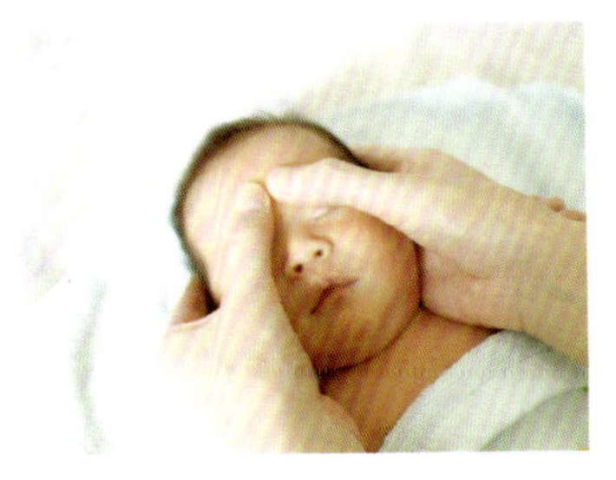

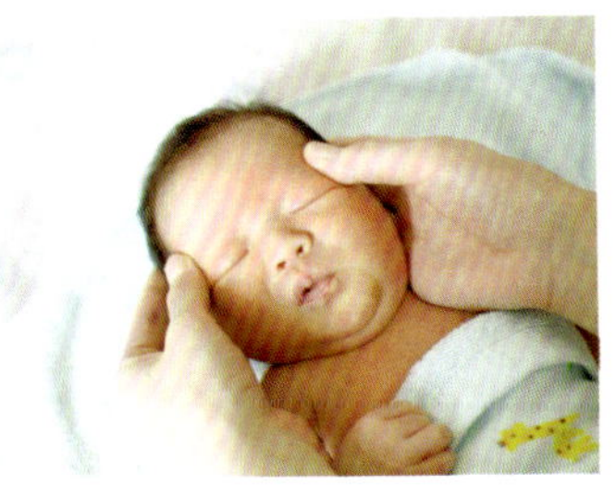

步骤二：捏鼻子

将拇指和食指从额头中央顺着鼻梁向下滑至鼻尖，从鼻尖滑至鼻翼两侧，然后捏住鼻腔并迅速放开，如此重复3次。

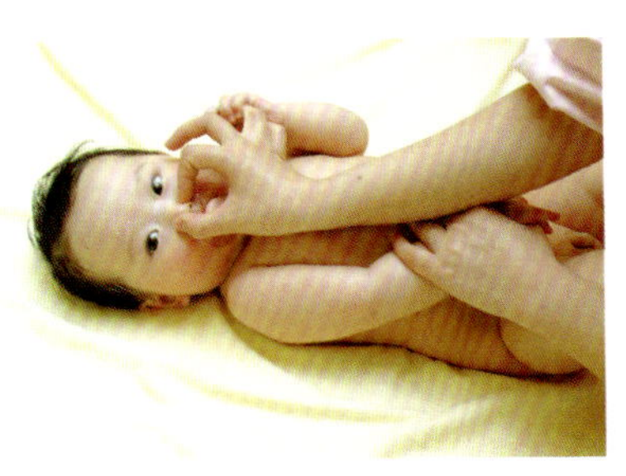

步骤三：抚触眉弓

将双手拇指水平放在眉弓处，其余手指放在宝宝的头后，然后拇指同时向两侧做水平抚触。做3~5次。

步骤四：抚触眼眶

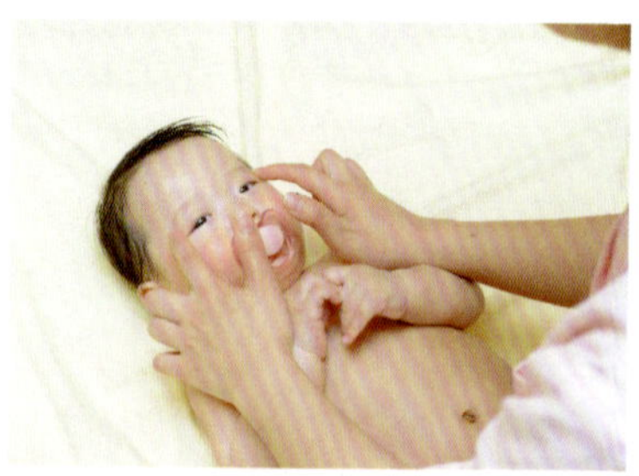

将双手食指轻放在眼眶上缘，然后在眼睛周围画椭圆形，当画到眼眶下缘时顺势往下画，一直画到下巴位置。重复做3次。

小叮咛

①做脸部抚触前，宜先将宝宝的脸捧起，然后用轻柔的声音对宝宝说话，抚触过程中要面带微笑。

②脸部抚触的手法要轻柔，不宜过重。

02 揉揉胸部

舒展胸大肌，促进血液循环及心肺功能，顺畅呼吸。

步骤一：胸部上推

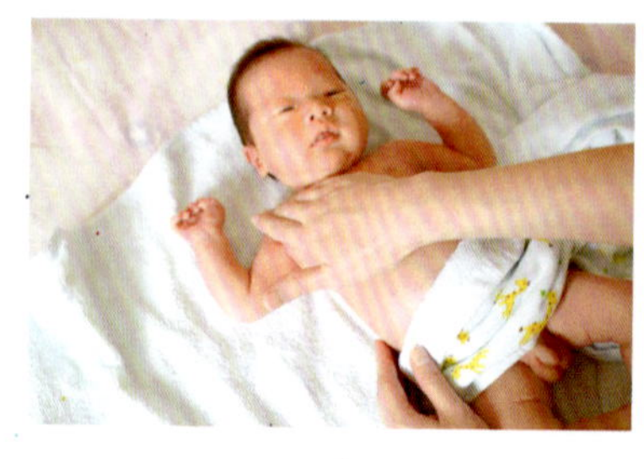

宝宝平躺在床上，妈妈双手展平，置于宝宝胸部，全手掌面紧贴前胸向上推动至锁骨后，再向两侧一直推到肩胛，推3～4次。

步骤二：分推胸部

用食指、中指、无名指的指腹在宝宝胸部不规则地画圈，注意避开乳头。再将手指沿着肋骨的方向轻轻滑动，然后再滑回胸部中央，如此反复5～6次。

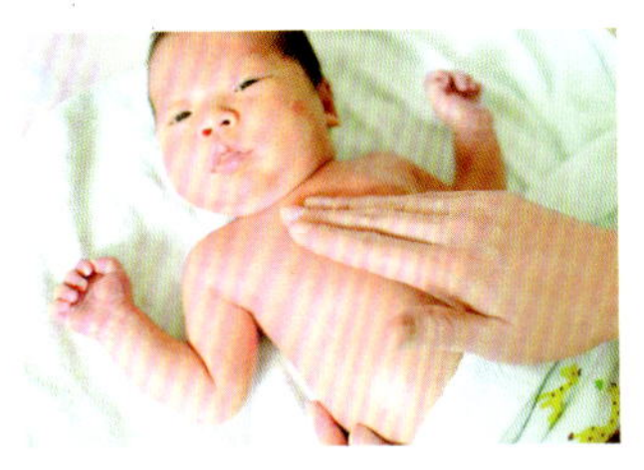

步骤三：叩击胸部

双手放在宝宝胸部中央，顺着肋骨的轮廓向两边推压，然后双手画心形推回中央，最后将手掌弯成铲子状沿着胸部顶端向两侧轻轻叩20秒。

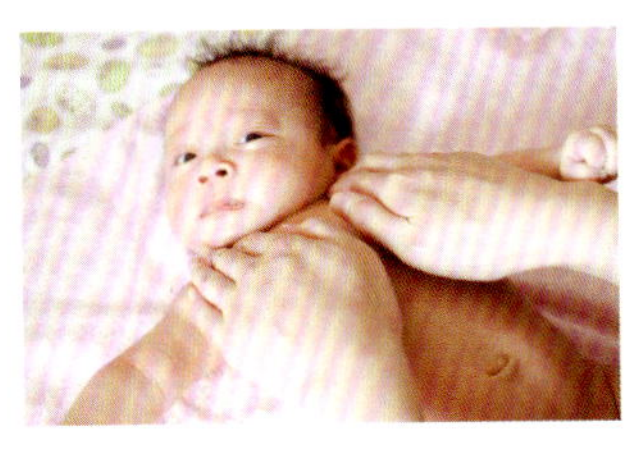

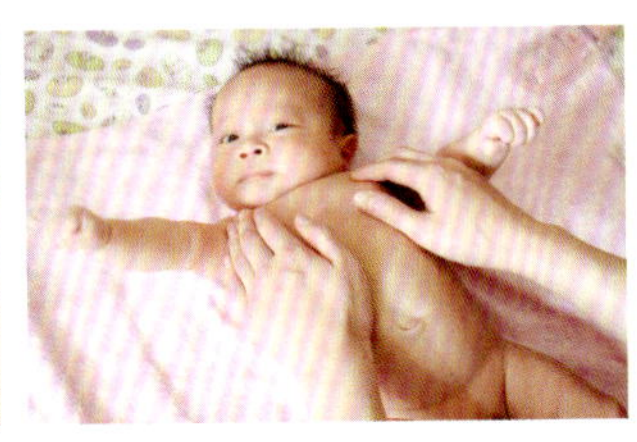

步骤四：伸展双臂

握住宝宝双手，向两侧水平伸展，然后向身体中心部位交叉抱臂。重复做3~5次。

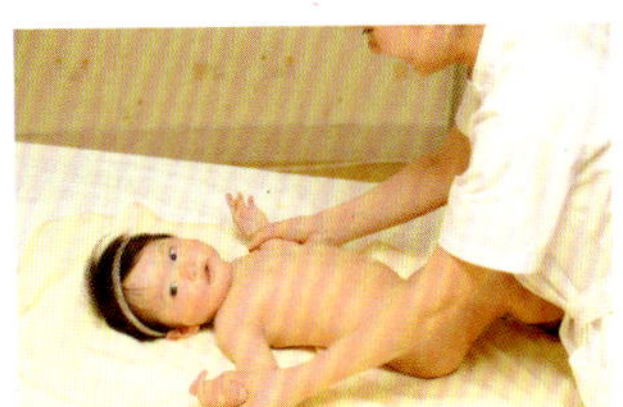

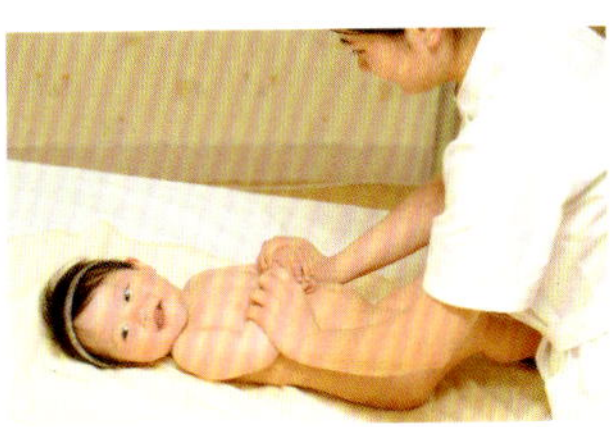

03 揉揉小肚肚

腹部抚触的动作可增加胃肠蠕动，提高消化吸收能力，加强宝宝的排泄功能，有助于改善便秘。

步骤一：腹部环推

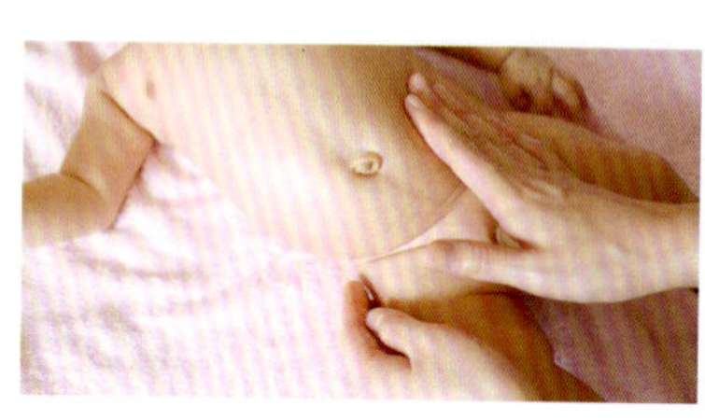

宝宝平躺在床上，妈妈用手掌或手指的指腹自婴儿的右下腹—右上腹—左上腹—左下腹做顺时针方向抚触，避开未脱落的脐痂和膀胱部位。顺时针抚触5~6圈。

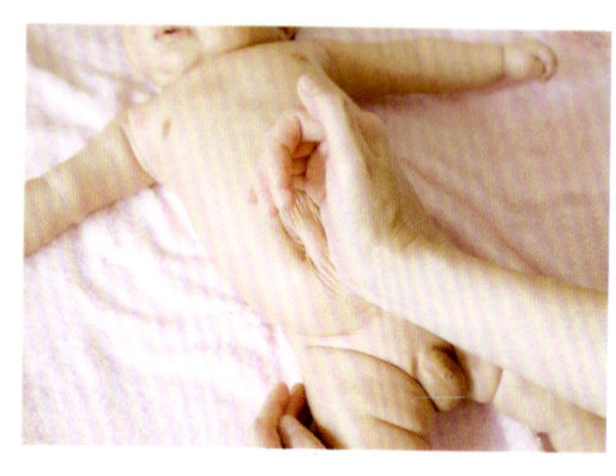

步骤二：横推腹部

将手弯成铲子状放在宝宝的腹部，从左侧向右侧缓缓推进，注意推动时不要使劲压腹部，来回反复推3~4次。

步骤三：按摩脐周

用手指的指腹或手掌根部在宝宝肚脐周围顺时针画圈，当手指滑过耻骨和肚脐之间时，抬起手用掌根稍用力下压，持续约20秒。

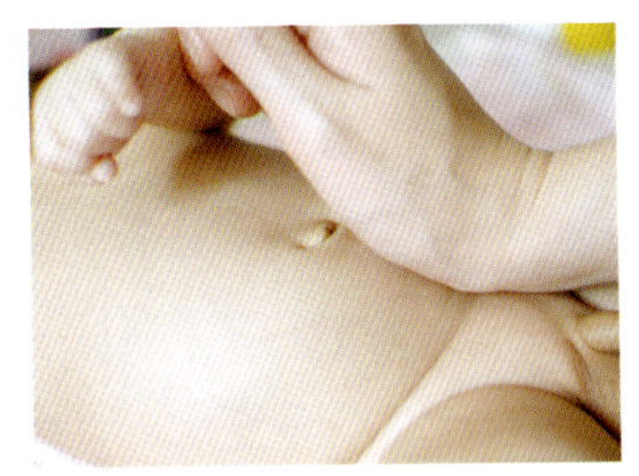

步骤四：分推腹部

妈妈用两手的大拇指从宝宝的腹部中间往外按摩，犹如打开书本的动作，如此反复5~6次。

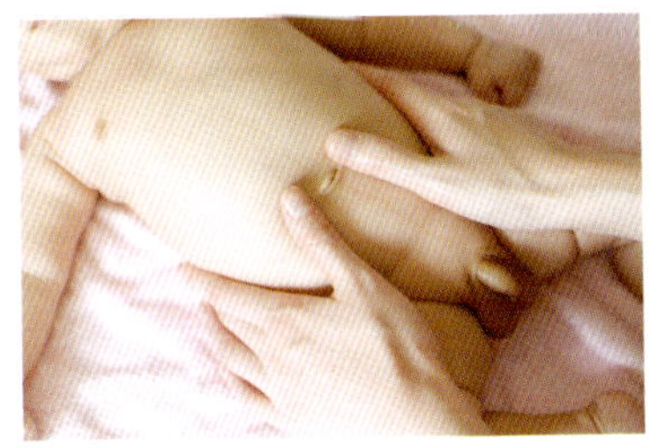

小叮咛

①进行步骤三时，应按照右下—右上—左上—左下的顺序，因为这与肠道的蠕动方向相一致，利于促进胃肠蠕动。

②给新生宝宝抚触，应尽量避开肚脐部位，待脐带完全脱落后再进行抚触。

04 摸摸背部

舒缓背部肌肉，刺激背部穴位，增强婴幼儿免疫力和抗病能力。

步骤一：抚触全背

宝宝趴在床上，妈妈五指并拢放平，手掌从宝宝的肩胛骨滑到腰部，反复5次。

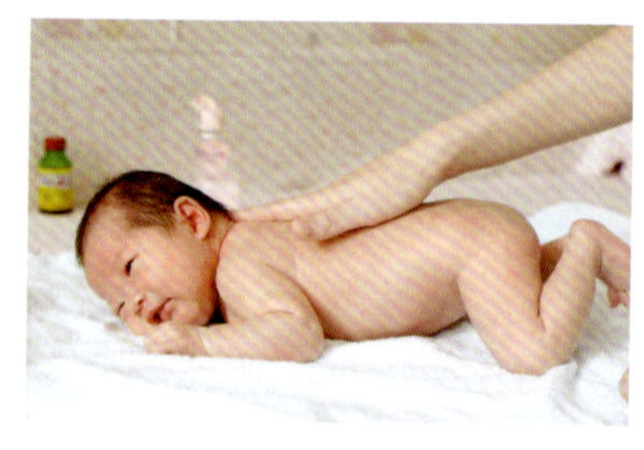

步骤二：按摩脊柱两侧

宝宝俯卧，妈妈双手拇指指腹放在宝宝脊柱两侧，其余四指并拢，用拇指的力量带动其余四指上下推摩3～4次。

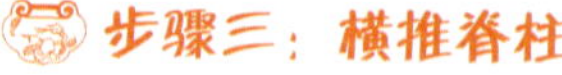

步骤三：横推脊柱

妈妈用双手分别自婴儿颈部至骶尾部沿脊柱两侧向外侧做横向抚触，做3次。

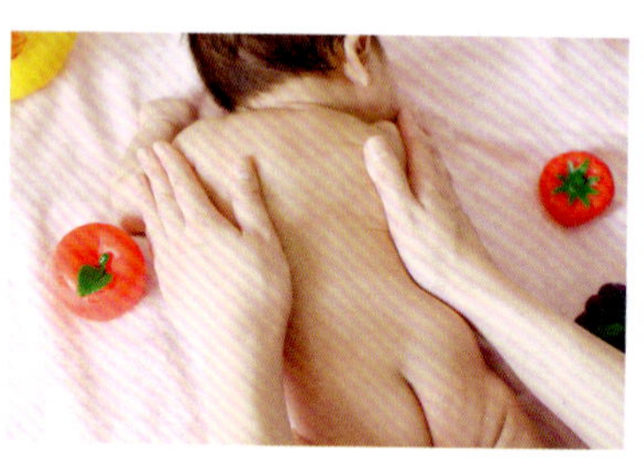

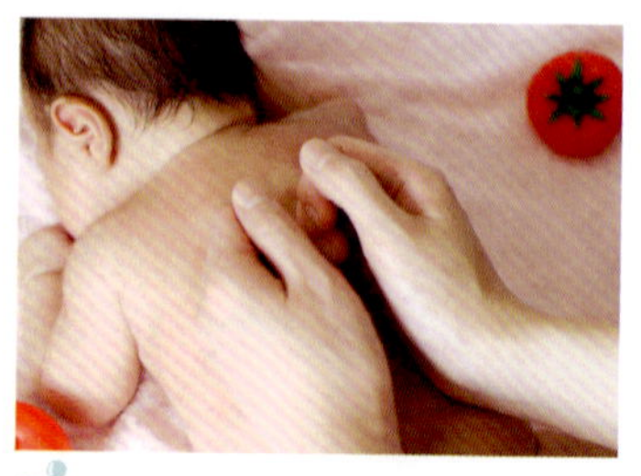

步骤四：拍打背部

妈妈将双手稍稍弯曲，掌心空，自上而下轻轻拍打宝宝的背部、肩膀、腰部，持续20秒钟。

小叮咛

对宝宝脊柱进行抚触时，不要用力按压脊椎，手法最好采用滑动、轻推的方式。

05 摸摸小屁屁

加强臀部肌肉耐力，促进骨盆区域的血液循环，对盆腔各器官的健康发育起到辅助作用。

步骤一：抚触臀部

宝宝平躺在床上，妈妈左手抬起宝宝的左腿，右手开始抚触宝宝的左侧臀部，持续时间为30秒钟；然后将左腿放回床上，换另一侧重复相同的抚触动作。

步骤二：分推臀部

将宝宝的两个小脚掌贴在一起，妈妈左手握住宝宝的双脚使宝宝双腿弯曲，接着慢慢向腹部靠近直到宝宝膝盖触到腹部，右手手指并拢放在宝宝的臀部，然后向周围做放射性抚触。这个抚触动作重复4～5次。

步骤三：揉捏肌肉

让宝宝俯卧于床上，用拇指、食指、中指轻轻揉捏宝宝臀部的肌肉，一直揉捏到骶骨处为止，然后将手掌放平，沿着臀部的轮廓向两侧做抚触。

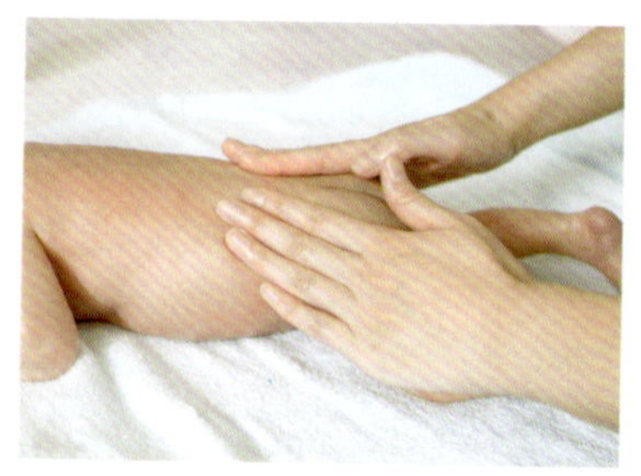

小叮咛

在给宝宝的屁屁进行抚触的过程中，如果发现宝宝患有尿布疹、痱子等皮肤炎症，抚触时应避开这些位置。

06 捏捏小胳膊

刺激胳膊各经络穴位，促进血液循环，增强胳膊的灵活反应、增加运动协调能力。

步骤一：抚触双臂

宝宝仰卧，手臂放在体侧，与身体平行，妈妈双手放在宝宝的锁骨上，然后轻轻地滑到双侧肩膀，再向外滑至肩峰，妈妈的手继续向下移动并轻轻抚摸宝宝双臂外侧，继而用掌心往下推至手腕部，再将手放在锁骨位置，如此反复4～5次。

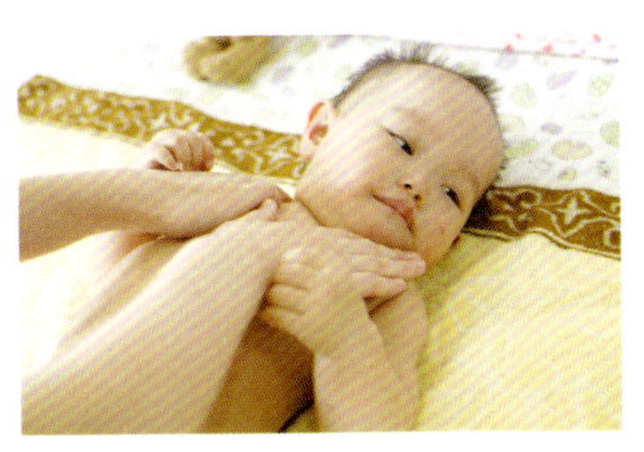

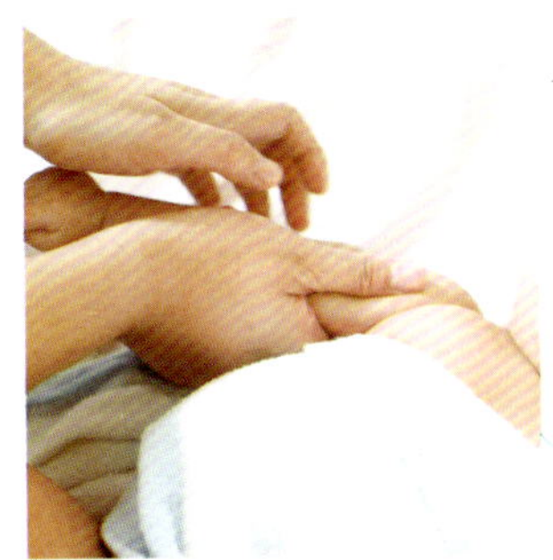

步骤二：揉捏双臂

宝宝仰卧，双臂展开，妈妈用一只手捏住宝宝胳膊从上臂到手腕轻轻挤捏，然后用同样的方式抚触另一只手，重复此动作4～5次。

小叮咛

①若在做此组动作时，宝宝不能安静，不要强行限制其活动，而是应该顺着宝宝的动作进行抚触。

②在揉捏时，要使力量能够均匀地分布在手上。

07 揉揉小手

刺激手部穴位，增强手部的灵活性，令手活动更有力。

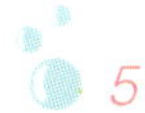

步骤一：搓捺小手

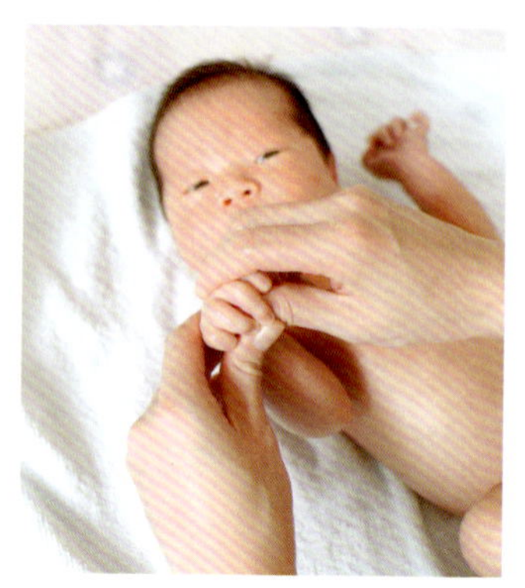

妈妈双手夹住宝宝的小手臂，上下搓捺，并轻揉宝宝的手腕和小手。在宝宝手掌心涂上一层润肤油，妈妈用手指甲梳理宝宝手掌心。先上下，再左右，最后分别按照顺时针和逆时针方向梳1圈。重复做3次。

步骤二：搓揉手指

用右手拇指顺时针搓揉手指，左右手各8圈。

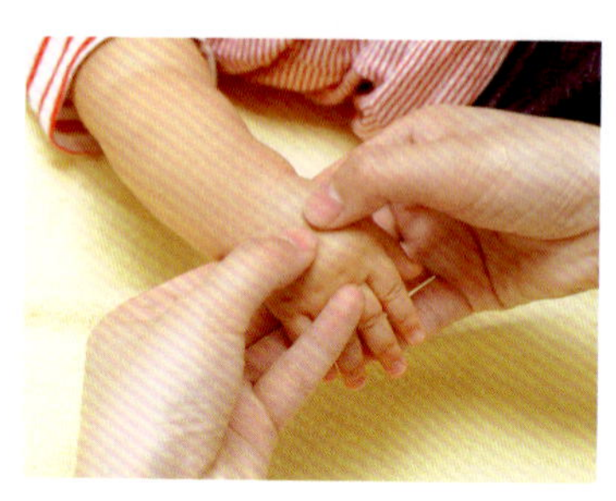

步骤三：搓手背

宝宝手背向下，妈妈将食指、中指置于宝宝手掌下，与无名指、小指配合轻轻用力夹住宝宝手指，两拇指一前一后在手背部搓动。

步骤四：轻弹手指

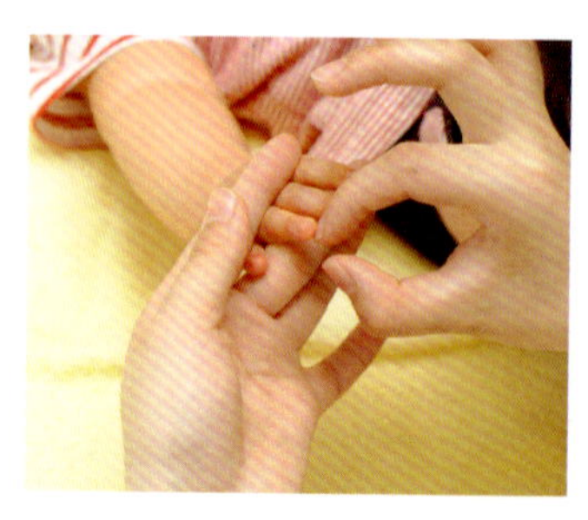

从宝宝的大拇指到小指，由指根向指尖轻轻揉动，然后快速轻弹每个手指的指尖。做2~3遍。

步骤五：揉合谷

妈妈用拇指沿顺时针方向揉动宝宝双手的合谷穴，合谷穴位于拇指与食指延长线交叉点前面。揉30秒。

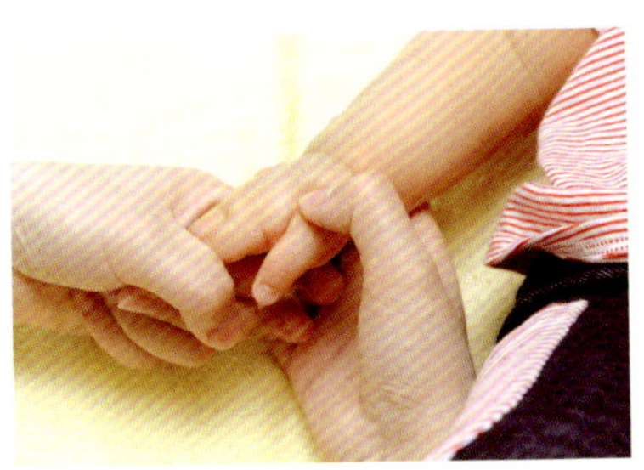

小叮咛

①在用指甲梳理宝宝手掌心时，妈妈要煎除锋利的指甲，以免划伤宝宝娇嫩的皮肤；如果实在不放心，也可用圆头的木梳来代替。

②对宝宝来说，温柔的抚触是第一位的。所以，妈妈在做任何一组动作时，都要牢记力度要适宜。

08 捏捏小棒腿

强化骨骼，促进血液循环，增强体质与免疫力，增强腿部的灵活反应，增加运动协调能力。

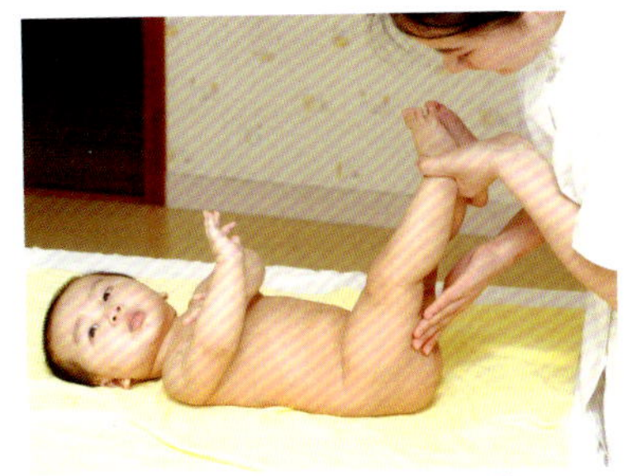

步骤一：抚触臀部

宝宝仰卧在床上，妈妈

一手抓住宝宝的脚稍稍抬高，另一手从宝宝的臀部下方开始画圈抚触至膝部腘窝处，两腿交替进行。做3~5次。

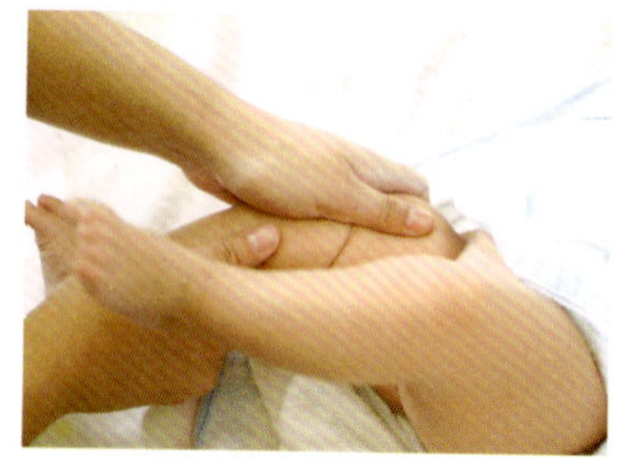

步骤二：揉捏肌肉

让小宝宝侧卧或仰卧，固定好小宝宝，妈妈用双手揉捏宝宝腿部外侧的肌肉，捏揉的幅度要小一点，以使腿部受力均匀。做3~5次。

步骤三：抚触全腿

宝宝平躺在床上，妈妈双手分别放在宝宝大腿内外两侧，从大腿向小腿的方向抚触，如此反复4～5次。

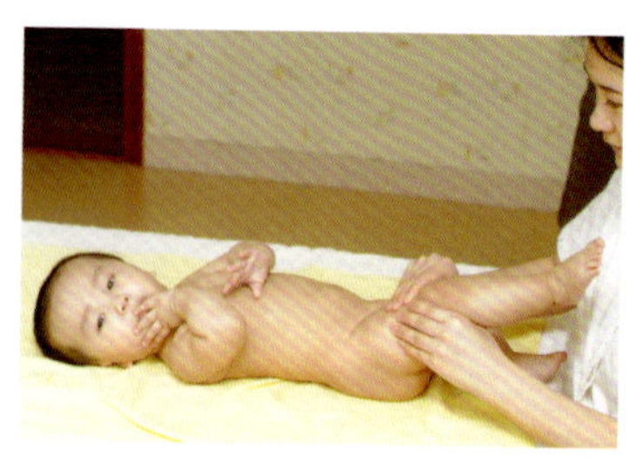

步骤四：平推大腿

让宝宝平躺在床上，妈妈将手放在宝宝大腿根部，从大腿向下缓缓平推至膝盖，抚触4～5次，换另一条腿重复此动作。

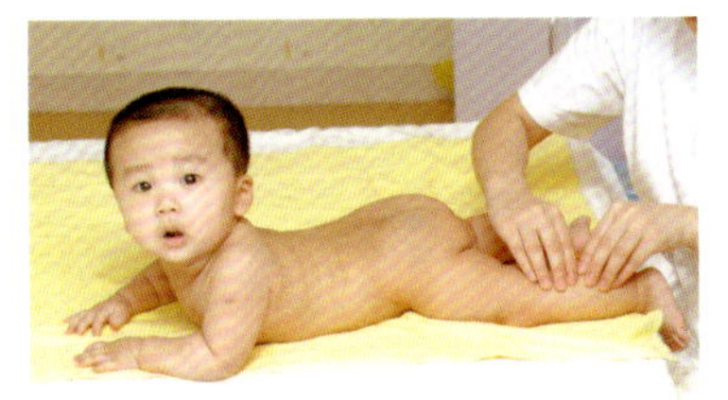

步骤五：捏压小腿

宝宝取俯卧位，妈妈的双手从脚踝开始，沿着小腿内侧到腘窝轻轻地捏压、滑动。做3~5遍。

步骤六：搓捺小腿

宝宝仰卧位，妈妈双手夹住宝宝的小棒腿，上下搓捺。做3~5次。

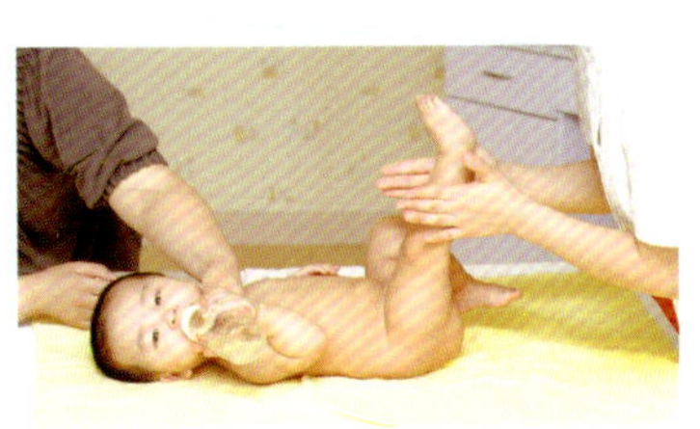

步骤七：抚摸小腿

宝宝俯卧位，妈妈一手握住宝宝的脚踝，抬起宝宝的小腿，用另一只手的指腹按照膝关节—小腿—踝关节的顺序，在小腿上来回抚摸，反复5~8次。

09 揉揉小脚丫

刺激脚部穴位，增强脚部敏感性，增强宝宝对疾病的抵抗力，完善神经系统功能发育。

步骤一：抚触脚底

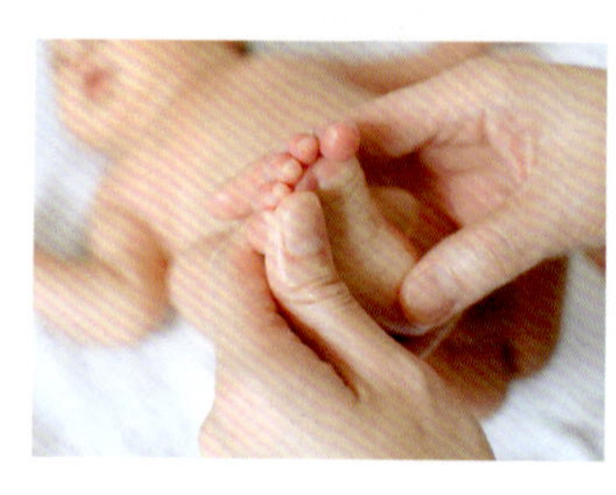

宝宝平躺在床上，妈妈用一只手握住宝宝的脚踝，展开宝宝的脚底，另一只手的拇指指腹放在脚跟处，用指腹向脚趾按顺时针方向做圆周抚触，抚触到脚趾后再次回到脚跟。换另一只脚重复相同动作，双脚交替抚触。做3~5次。

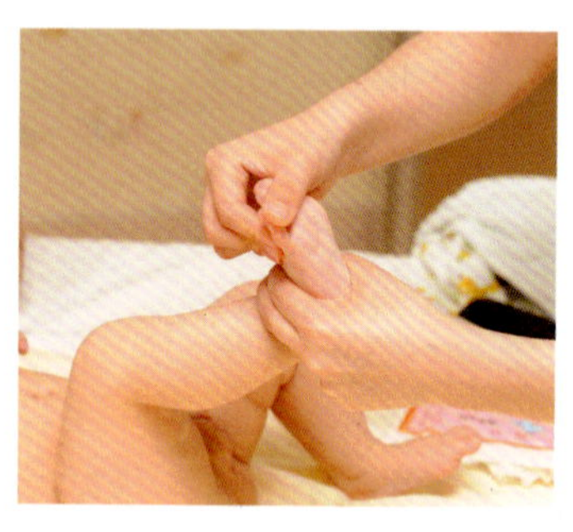

步骤二：抚触脚趾

妈妈左手握住宝宝一脚的脚跟，右手除拇指外的其余四指并拢，在脚背上方轻轻抚触宝宝的脚趾，然后将脚趾轻轻向上推，最后用拇指轻轻抚触宝宝的脚心。做2遍。

步骤三：抚触脚趾

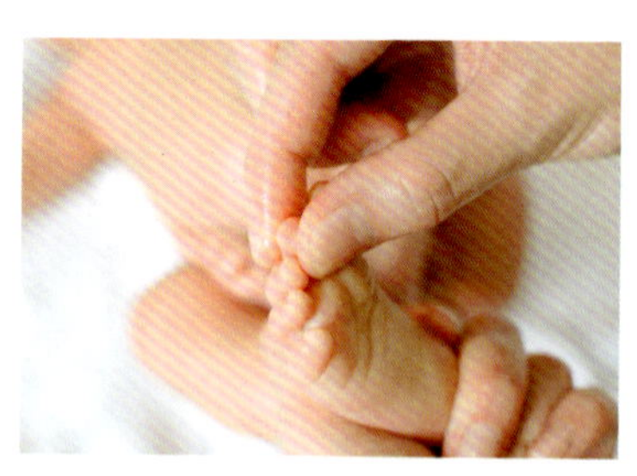

妈妈左手抓住宝宝一只脚的脚踝，右手拇指从宝宝小脚趾开始抚触，一直抚触到大脚趾，再返回小脚趾重按一次。然后，妈妈用右手拇指、食指和中指拉动并轻揉宝宝的每一根脚趾。做2遍。

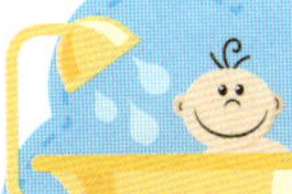

宝宝生病时的抚触手法

BAO BAO SHENG BING SHI DE FU CHU SHOU FA

01 缓解发热的抚触手法

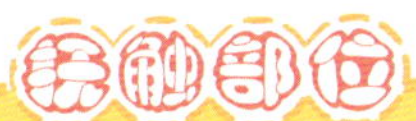

抚触部位

主要抚触脚心、足背、前额、手指、手臂内侧的各穴。

1. 肺经：位于无名指末节螺纹面。
2. 冲阳穴：位于足背最高处的动脉搏动处。
3. 印堂穴：位于两眉头连线的中点。
4. 天河水：位于手腕横纹中点至肘部（曲泽穴）的连线。
5. 合谷穴：位于手背的拇指、食指间，即以一手的拇指指间关节横纹，放在另一手拇指、食指之间的指蹼缘上，拇指尖下就是此穴。
6. 大鱼际：位于手掌面拇指下方肌肉隆起处。
7. 列缺穴：位于桡骨茎突上方，腕横纹上1.5寸处，即两手虎口自然平直交叉，一手食指按在另一手桡骨茎突上，指尖下凹陷中即是此穴。

抚触步骤

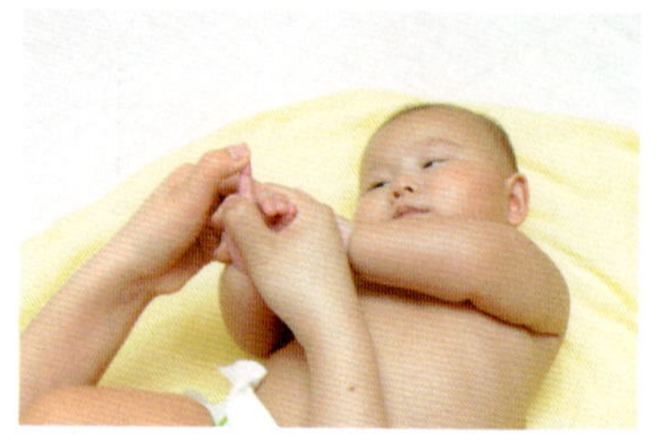

步骤一

用拇指、食指夹住宝宝的无名指清肺经（从指尖推向指根）100次；再点按冲阳穴5分钟。

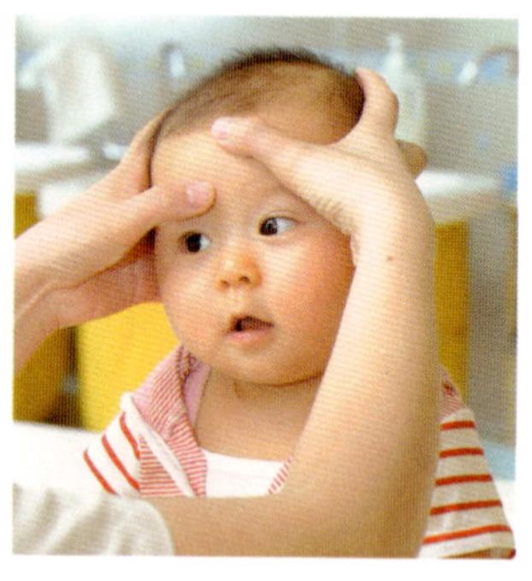

步骤二

妈妈用拇指指腹从印堂穴向上推至发际，来回推2分钟，然后用拇指推天河水100次。

步骤三

妈妈托起宝宝的左手，拇指点按合谷穴1分钟；然后用拇指的指甲垂直按在大鱼际上，一松一紧地按压2～5分钟；最后用食指按揉手腕两侧的列缺穴各1～2分钟。左右手交替进行。

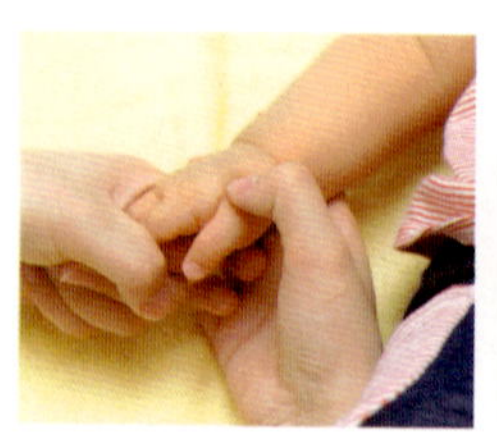

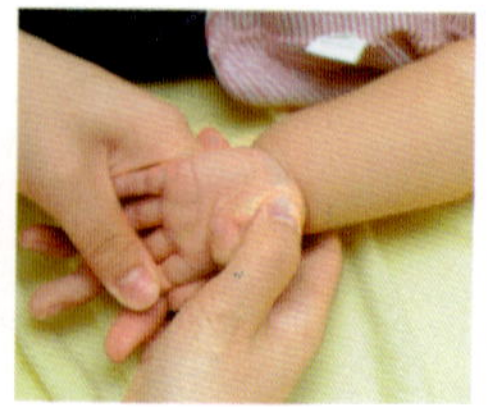

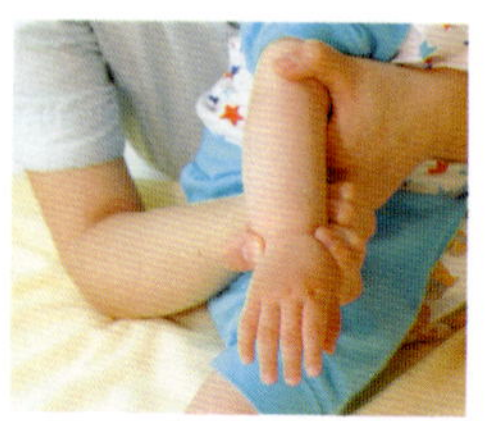

02 缓解咳嗽的抚触手法

抚触部位

主要抚触颈部、背部、胸腹部、腿部的各穴。

1. 大椎穴：位于后颈下端，第七颈椎棘突下凹陷处。低头时，后颈的最高点是第七颈椎棘突。
2. 肺俞穴：位于第三胸椎棘突下，旁开1.5寸。
3. 脾俞穴：位于背部第十一胸椎棘突下，旁开1.5寸。
4. 天突穴：位于喉结下方2寸处，胸骨上凹窝的中央。
5. 膻中穴：位于胸部前正中线上，两乳头连线的中点。
6. 足三里穴：位于小腿胫骨前缘外侧的膝关节下四横指处。（以宝宝的拇指宽度为准，四横指距离即宝宝拇指宽度的4倍。）
7. 丰隆穴：位于小腿外侧踝尖上8寸，距胫骨前缘有两横指处。

抚触步骤

步骤一

宝宝俯卧在床上，妈妈双手拇指置于大椎穴，拇指交替从大椎穴推至颈后发迹处，推50次左右，再在大椎穴按揉30次。

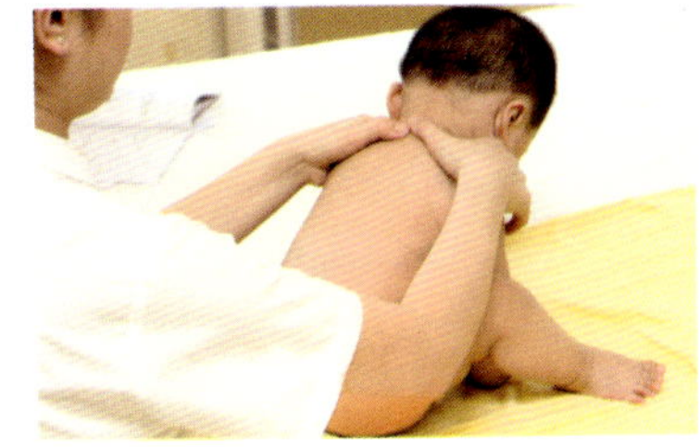

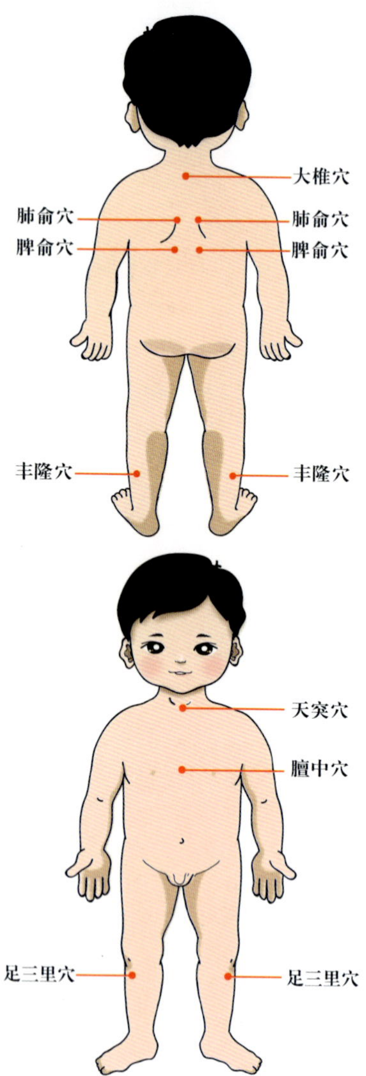
大椎穴
肺俞穴
肺俞穴
脾俞穴
脾俞穴
丰隆穴
丰隆穴
天突穴
膻中穴
足三里穴
足三里穴

步骤二

妈妈用拇指或手掌的小鱼际（小鱼际即为手掌小指侧的肌肉隆起）按揉宝宝背部的肺俞穴和脾俞穴，大约按揉5分钟。

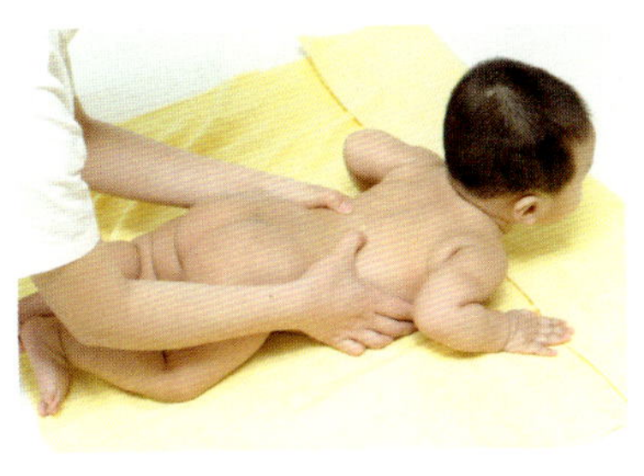

步骤三

妈妈将双手放在宝宝背部中间，然后分别向两侧横推肩胛骨100次。

步骤四

宝宝仰卧在床上，妈妈用拇指按揉天突穴50次。

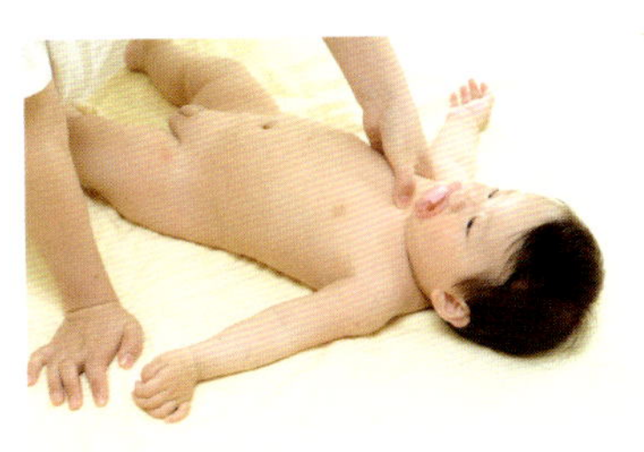

步骤五

妈妈双手掌叠放在宝宝上腹部，轻轻按揉上腹部2分钟。然后用拇指点按膻中穴1分钟。

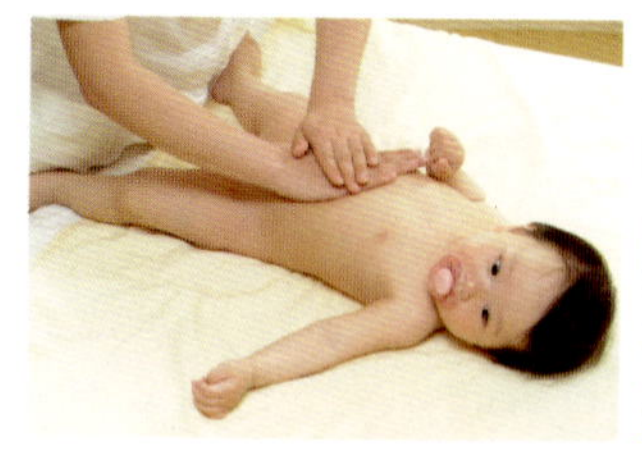

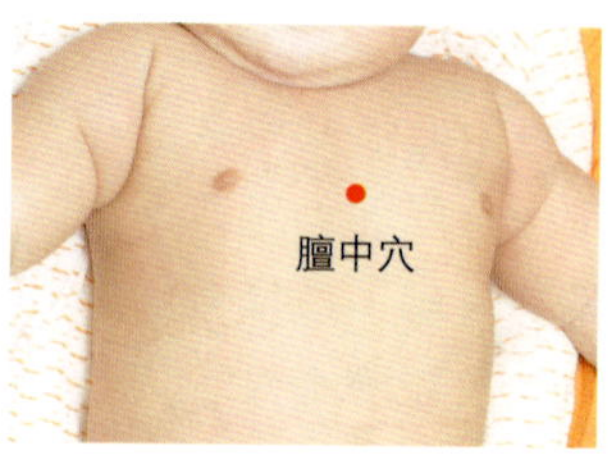

步骤六

用双手拇指按揉足三里穴和丰隆穴各3分钟。

03 改善呼吸道阻塞的抚触手法

抚触部位

主要抚触面部、腿部各穴。

1. 印堂穴：位于两眉头连线的中点。
2. 太阳穴：位于头侧眉梢与外眼角中间后约一横指的凹陷处。
3. 百会穴：位于头顶正中线与两耳尖连线的交点处。
4. 迎香穴：位于鼻翼外缘中点旁鼻唇沟褶皱处。
5. 风池穴：位于颈后部头骨下，两条大筋外缘与耳垂齐平的凹陷处。
6. 上迎香穴：位于迎香穴上一寸，鼻骨下凹陷处。
7. 睛明穴：目内眦角稍内上方凹陷处。
8. 腿部胃经：位于腿部正前侧。
9. 腿部肝经：位于腿部内侧。
10. 腿部胆经：位于腿部外侧。

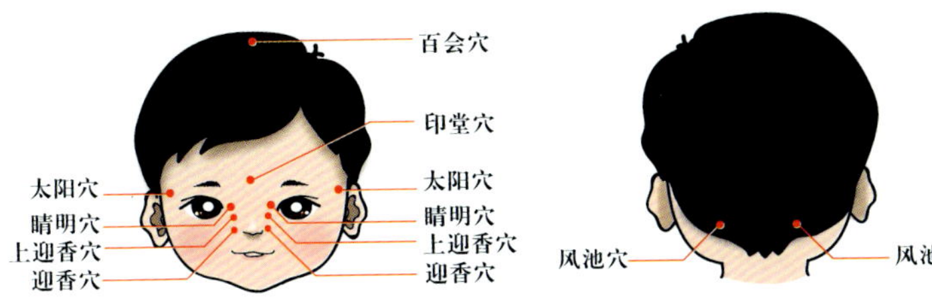

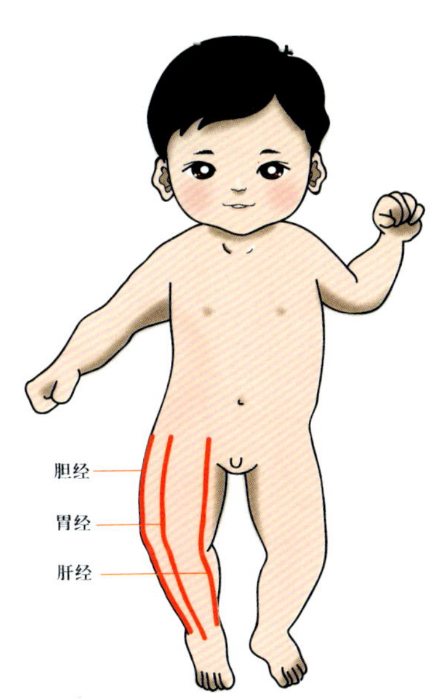

抚触步骤

步骤一

妈妈先用拇指按揉宝宝印堂穴，沿太阳穴至耳前耳后，一直抚触到后颈部。

步骤二

妈妈用拇指从印堂穴推揉至百会穴，两穴位处各按揉70次。

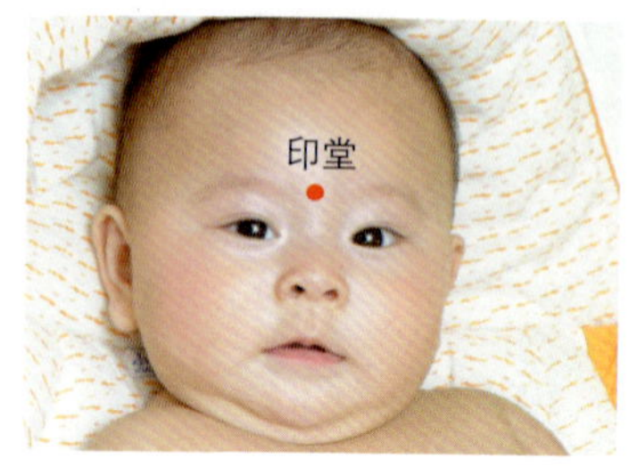

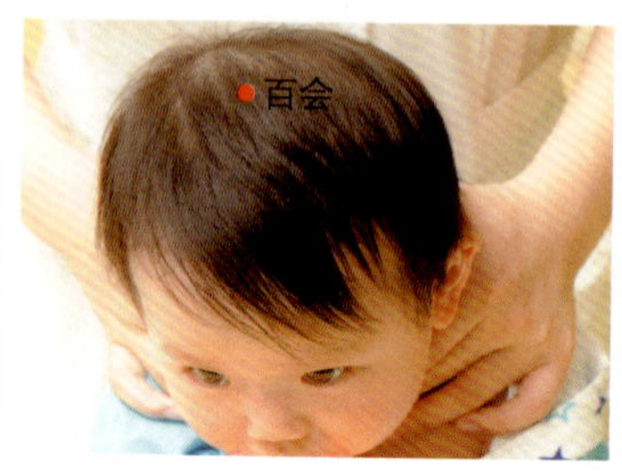

步骤三

宝宝平躺在床上，妈妈用双手拇指同时按压迎香穴1～3分钟，力度逐渐加强；然后反复推擦上迎香穴30～50次。

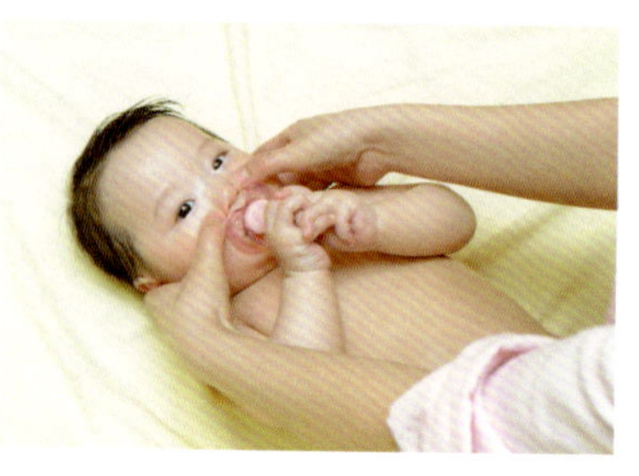

步骤四

妈妈用食指或中指沿宝宝鼻翼沟往上推，经上迎香穴、睛明穴一直推至眉骨，然后再回鼻翼，重复36次。

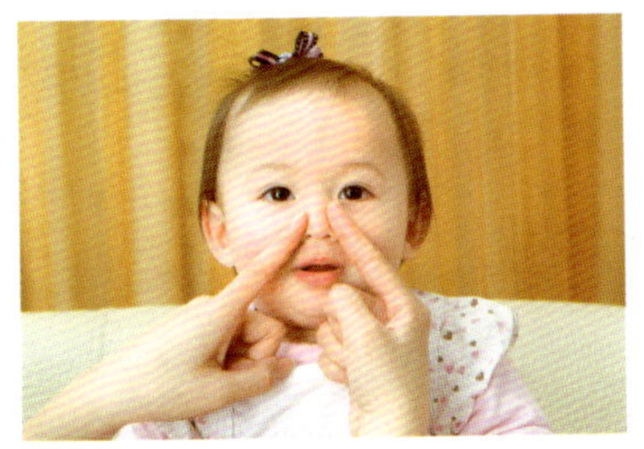

步骤五

妈妈用食指指腹推擦鼻部两侧1分钟左右，以局部发胀为宜。

步骤六

右手拇指按揉宝宝印堂穴，左手拇指和中指同时点揉宝宝颈后双侧的风池穴1～3分钟。

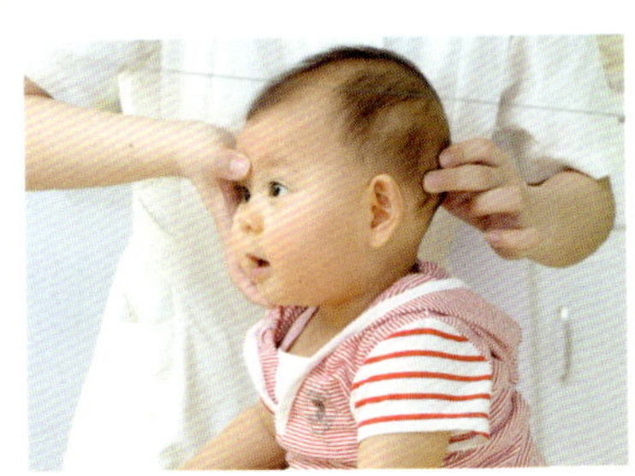

步骤七

双手握拳轻轻叩击腿部的胃经、肝经和胆经各100次。

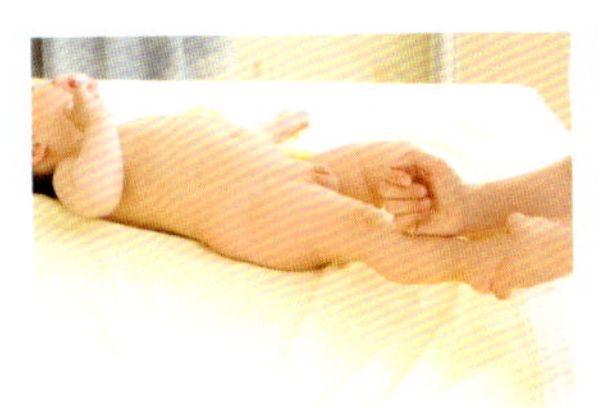

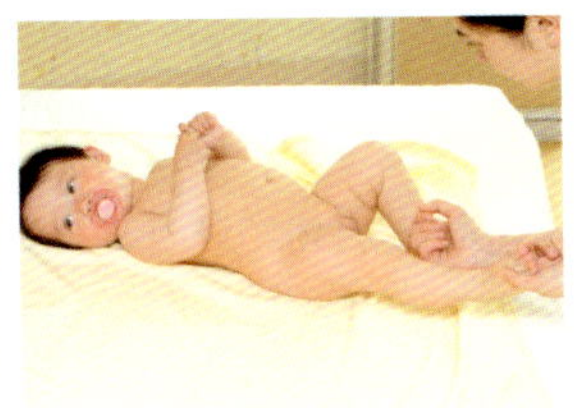

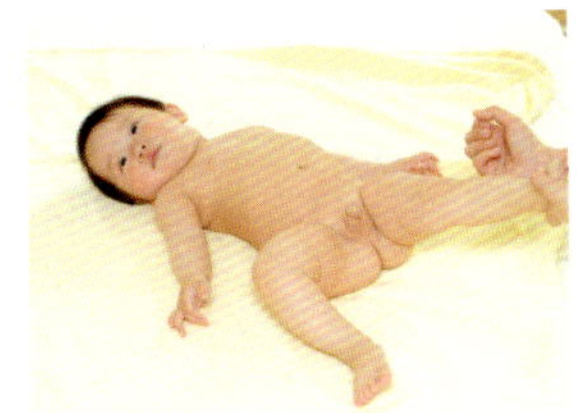

04 缓解腹泻的抚触手法

抚触部位

主要抚触腹部、背部、腿部的各穴位。

1 气海穴：位于身体前正中线上，脐下1.5寸。

2 神阙穴：位于腹中部，肚脐中央。

3 中脘穴：位于前正中线上，脐上4寸。即上腹部的胸骨下缘与肚脐中央连线的中点处。

4 关元穴：位于前正中线上，脐下3寸。

5 天枢穴：位于脐中旁开2寸，左右各一。

6 七节骨：位于背部脊柱尾端的7节，从长强穴向上数7节便是。

7 长强穴：位于尾骨尖端与肛门连线的中点处。

8 脾俞穴：位于背部第十一胸椎棘突下，旁开1.5寸。

9 胃俞穴：位于背部第十二胸椎棘突下，旁开1.5寸。

10 大肠俞穴：位于腰部第四腰椎棘突下，旁开1.5寸。

11 足三里穴：位于小腿胫骨前缘外侧的膝关节下四横指处。（以宝宝的拇指宽度为准，四横指即距离是宝宝拇指宽度的4倍。）

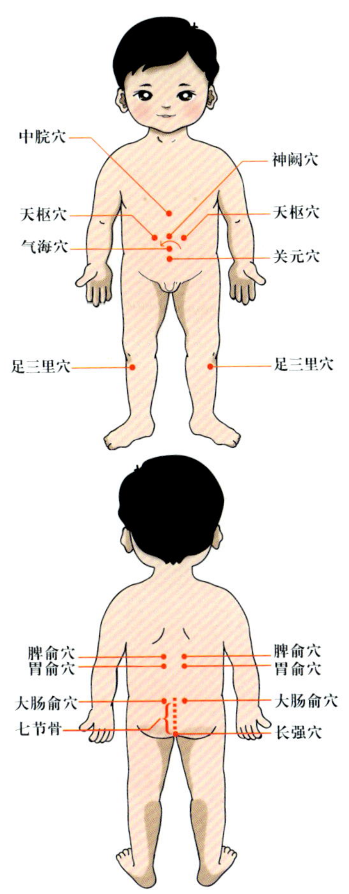

抚触步骤

步骤一

宝宝平躺在床上，妈妈双手叠放在宝宝腹部的气海穴，逆时针方向按揉腹部50次。

步骤二

妈妈用食指、中指指尖按逆时针方向分别按揉神阙穴、气海穴、中脘穴、关元穴和天枢穴各50次。

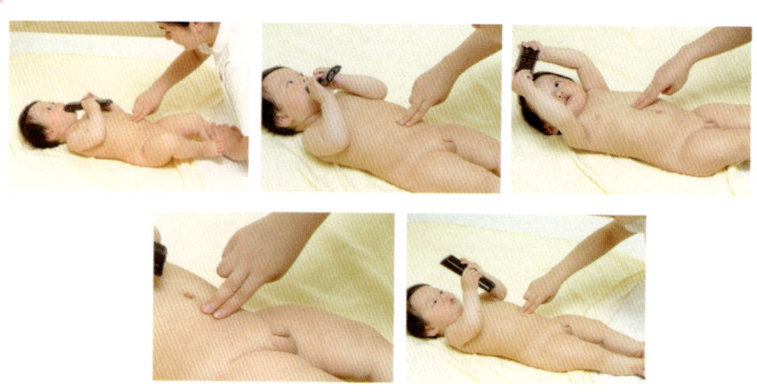

步骤三

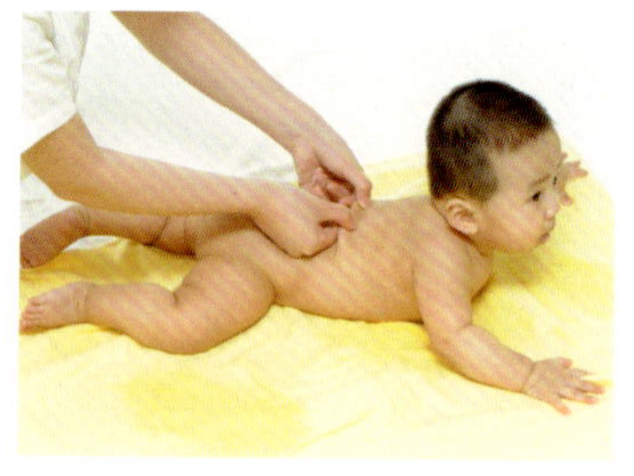

宝宝俯卧在床上，妈妈用食指、中指和拇指捏紧宝宝背部脊柱处的皮肤和肌肉，从腰部至颈部一松一紧自下而上抓捏皮肤，捏3次将肌肉与皮肤向上提拉1次。反复做10~30次。

步骤四

妈妈用食指和中指或掌跟从七节骨向长强穴推50次，稍用力揉长强穴50次。

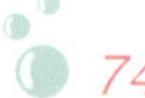

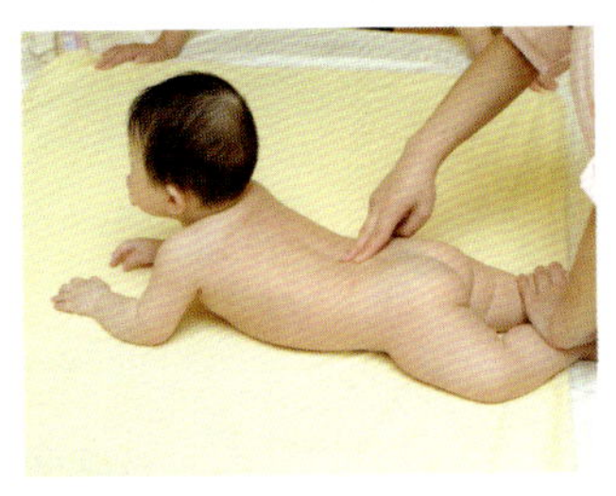

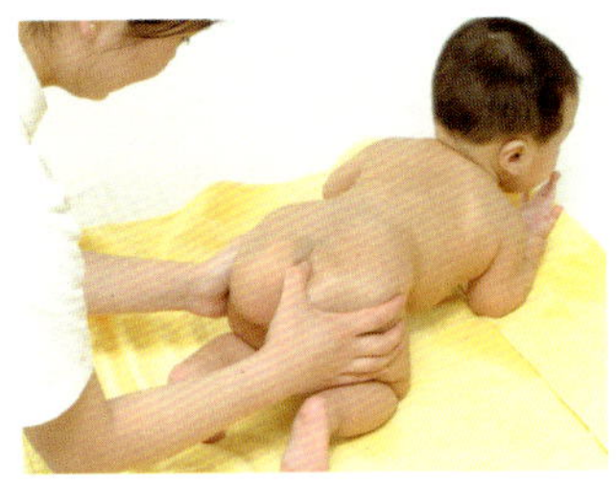

步骤五

妈妈用拇指按揉宝宝的脾俞穴、胃俞穴、大肠俞穴各1分钟。

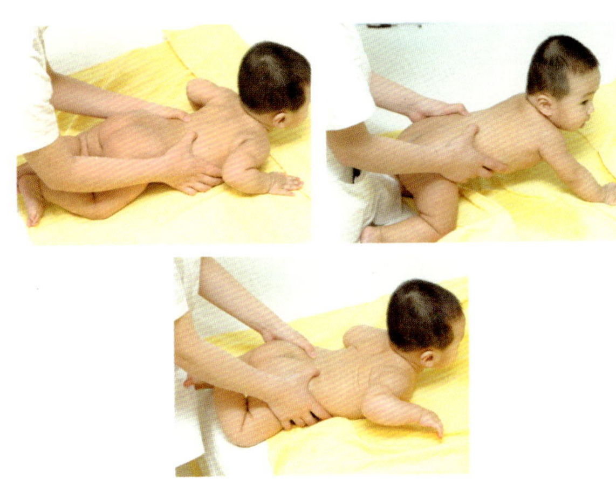

步骤六

妈妈用拇指掐两侧的足三里穴各2分钟。

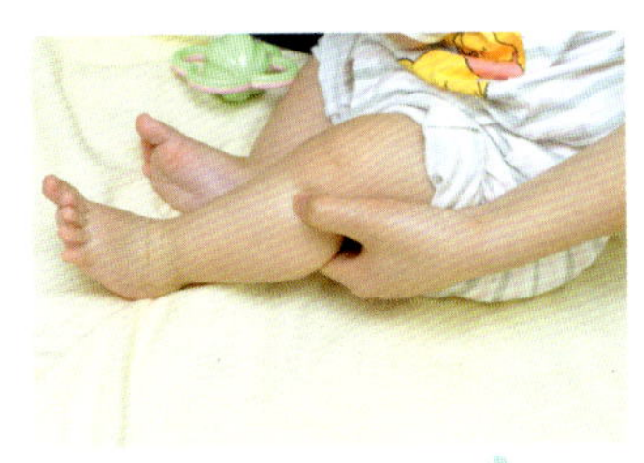

05 改善便秘的抚触手法

抚触部位

主要抚触腹部、上肢、下肢、背部脊柱的各穴位。

1. 膻中穴：位于胸部前正中线上，两乳头连线的中点。
2. 关元穴：位于前正中线，脐下3寸处。
3. 中极穴：位于前正中线，脐下4寸处，即肚脐与耻骨连线的4/5处。
4. 中脘穴：位于前正中线上，脐上4寸。即上腹部的胸骨下缘与肚脐中央连线的中点处。
5. 天枢穴：位于脐中旁开2寸，左右各一。
6. 气海穴：位于身体前正中线上，脐下1.5寸。
7. 尺泽穴：位于肘横纹中，肱二头肌腱桡侧凹陷处，取穴时先将前臂上举，在肘横纹处有粗腱，粗腱外侧即为尺泽穴。
8. 曲池穴：位于肘部，屈肘成直角，肘部外侧横纹尽处。
9. 内庭穴：位于足背第二、第三趾间纹缝处。
10. 三阴交：位于内踝尖（小腿内侧脚踝）上3寸，胫骨内侧面后缘。
11. 足三里：位于小腿胫骨前缘外侧的膝关节下四横指处。
12. 七节骨：位于背部脊柱尾端的7节，从长强穴向上数7节便是。
13. 长强穴：位于尾骨尖端与肛门连线的中点处。
14. 脾俞穴：位于背部第十一胸椎棘突下，旁开1.5寸。
15. 大肠俞：位于腰部第四腰椎棘突下。旁开1.5寸。

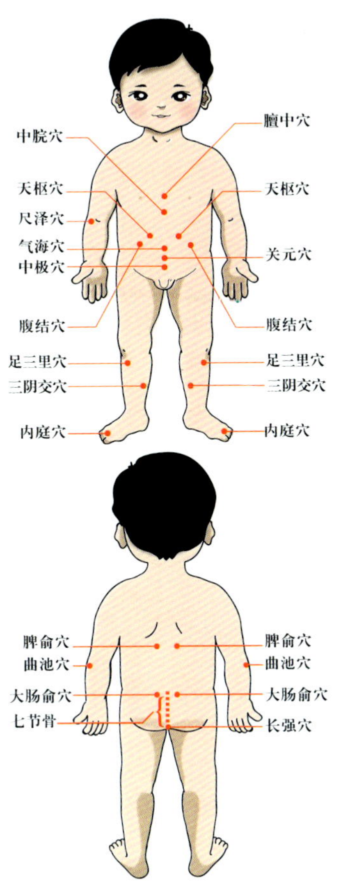

抚触步骤

步骤一

宝宝平躺在床上，妈妈用拇指指腹从胸部的膻中穴一直向下推摩到下腹部的关元穴、中极穴，重复推揉18次。然后在每个穴位揉按1分钟。

步骤二

用掌根按顺时针方向按揉宝宝腹部中脘穴5分钟，然后双手拇指点按双侧天枢穴3分钟，最后全手掌按照右下腹→右上腹→左上腹→左下腹的顺序按摩5分钟。

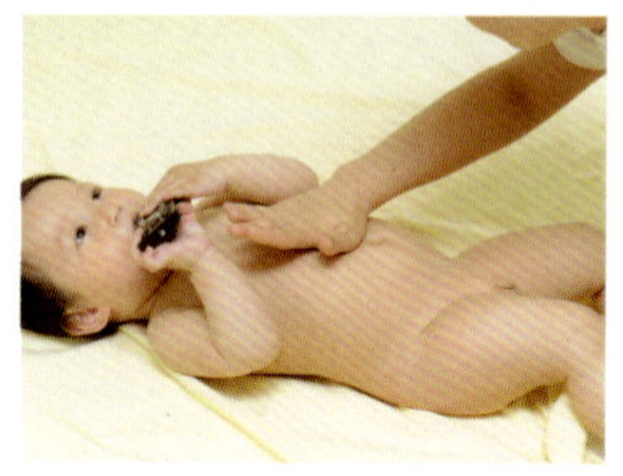

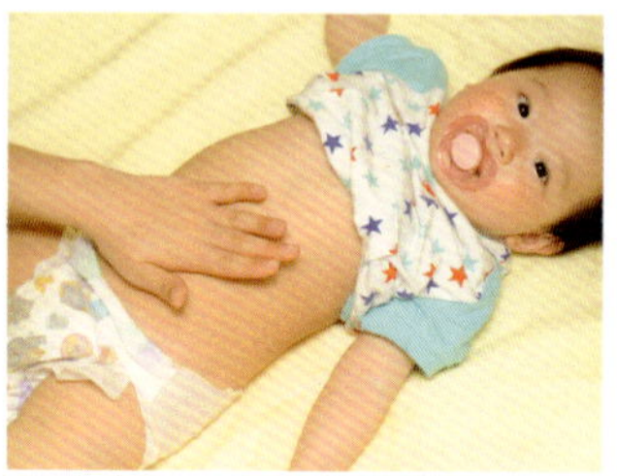

步骤三

用拇指按顺时针方向点揉宝宝腹部气海穴50次。

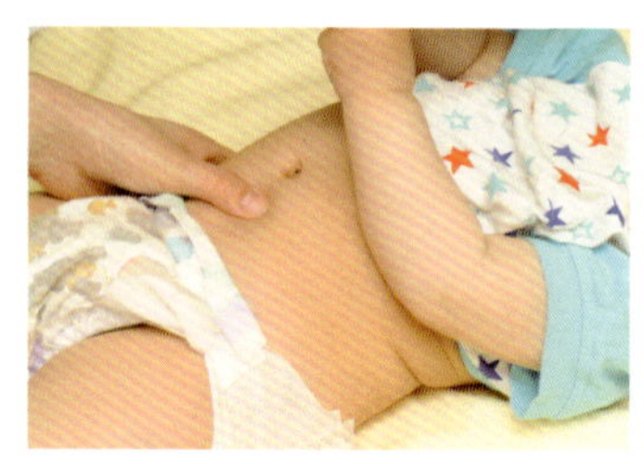

步骤四

用拇指分别按揉宝宝手臂尺泽穴、曲池穴各70次。

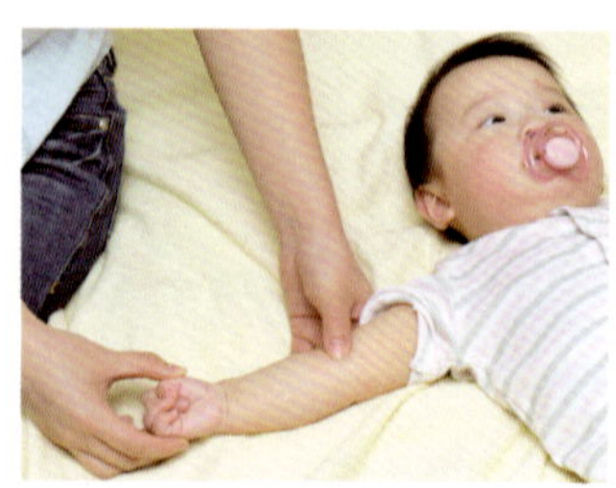

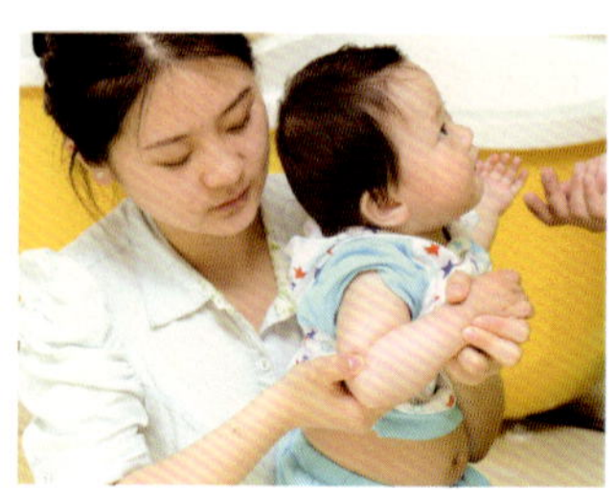

步骤五

用拇指指腹交替按揉内庭穴、三阴交、足三里穴各70次。

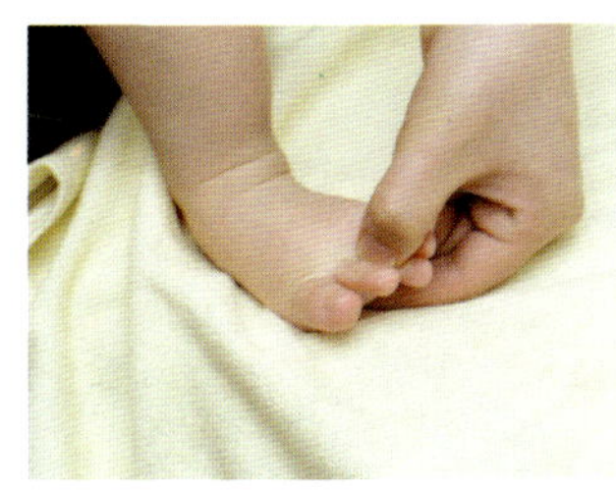

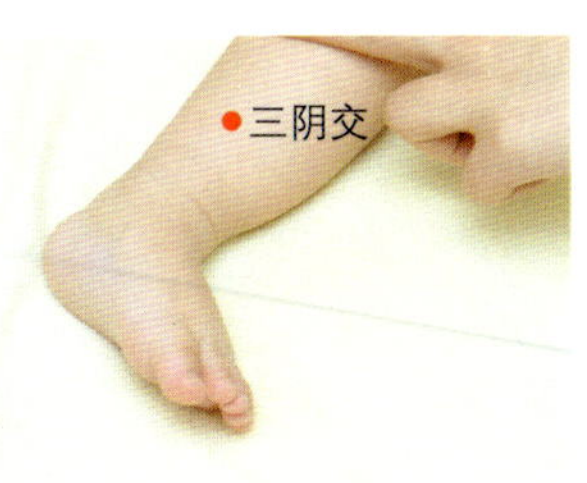

06 改善宝宝伤食的抚触手法

抚触部位

主要抚触手部、手臂、腹部、背部脊柱等位置的穴位。

1. 六腑：位于前臂内侧，从肘关节至腕横纹成一条直线。
2. 脾经：拇指桡侧缘，自指尖至指根成一直线。
3. 板门：位于手掌大鱼际平面。
4. 神阙穴：位于肚脐中央。
5. 中脘穴：位于前正中线上，脐上4寸。即上腹部的胸骨下缘与肚脐中央连线中点处。
6. 大椎穴：位于后颈下端，第七颈椎棘突下凹陷处。低头时，后颈的最高点是第七颈椎棘突。

抚触步骤

步骤一

宝宝仰卧在床上，妈妈一手抬起宝宝的一只手，另一只手抚触宝宝的前臂内侧，从肘关节推向腕横纹，推100次。

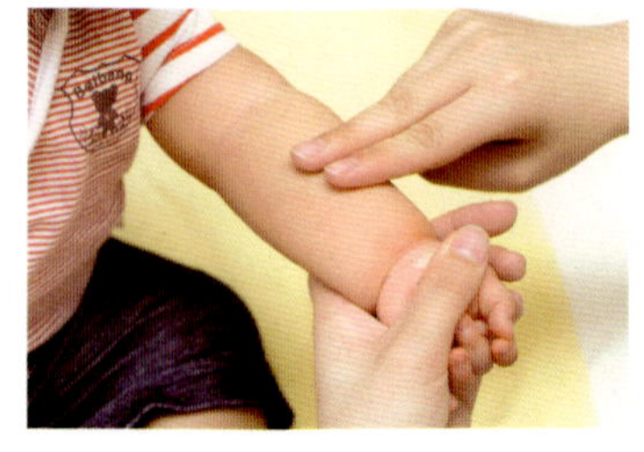

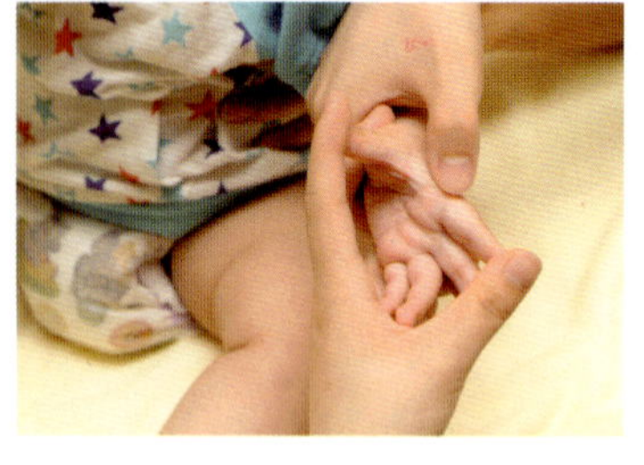

步骤二

沿患儿的食指桡侧缘，从虎口方向向指尖推，推100次。

步骤三

妈妈将宝宝的拇指稍屈曲，循拇指桡侧缘向指根方向直推，推100次。

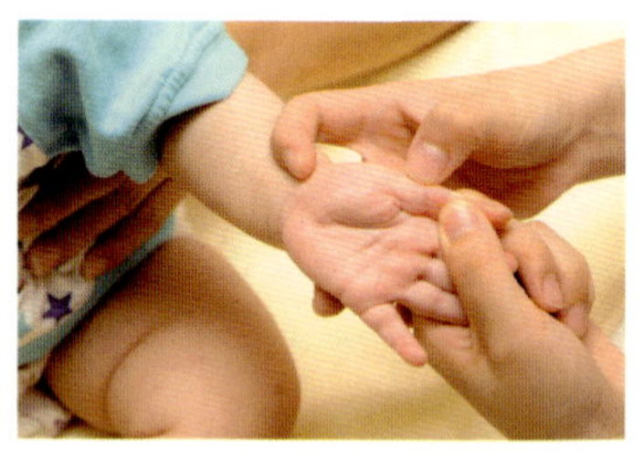

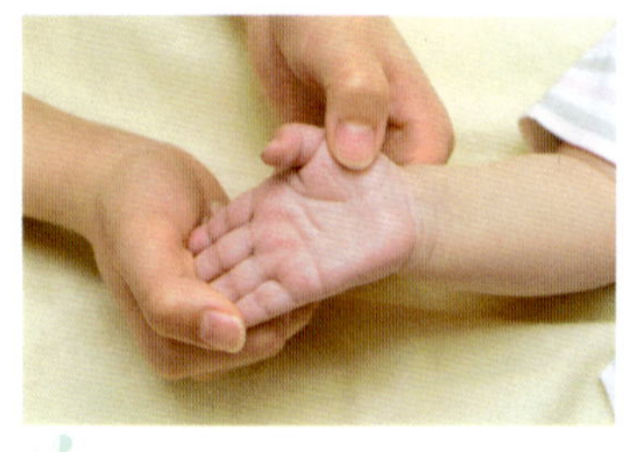

步骤四

妈妈用拇指指腹按揉宝宝的手掌大鱼际平面。

步骤五

神阙穴俗称“肚脐眼”。妈妈用手掌根顺时针揉3～5分钟。

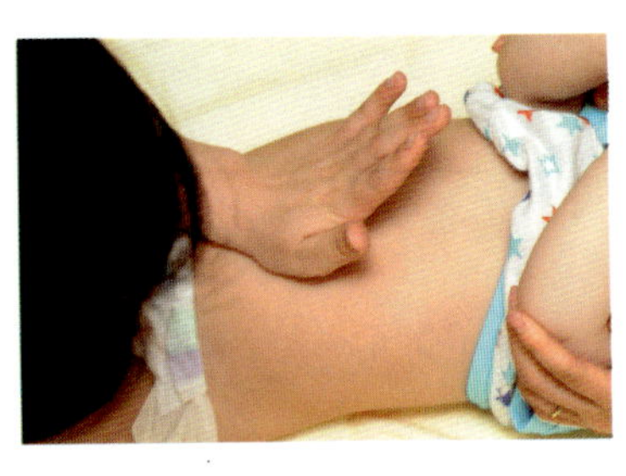

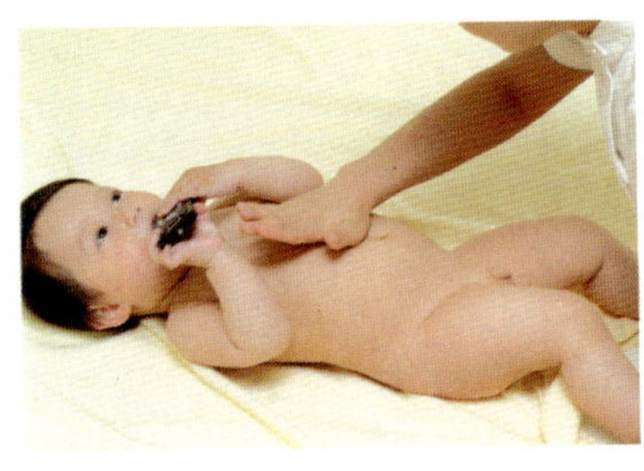

步骤六

宝宝仰卧在床上，妈妈用手掌根旋转按揉宝宝的中脘穴1～3分钟。

步骤七

宝宝俯卧，妈妈双手拇指在前，食指、中指在后，三指同时用力拿捏宝宝脊柱处的皮肤，双手交替捻动，缓缓前移。每交替捻动3次，就轻轻上提1次，有时可听到“叭、叭”的响声，从尾骨端一直捏到颈部。

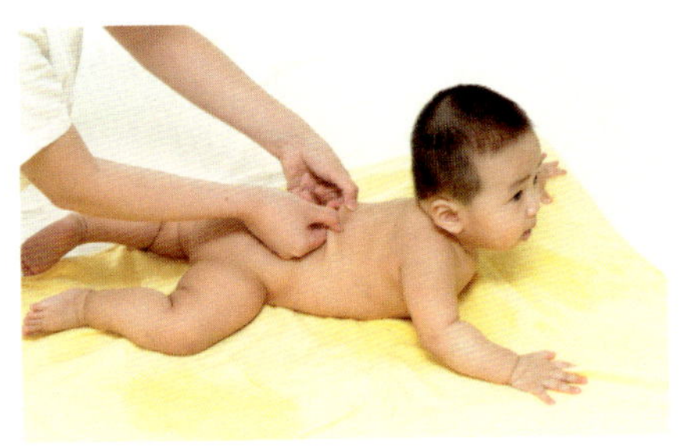

07 改善厌食的抚触手法

抚触部位

主要抚触腹部、手部、背部的各穴位。

1. 大鱼际：位于手掌面拇指下肌肉隆起处。
2. 劳宫穴：位于掌心横纹中，第二、第三掌骨之间，即握拳屈指时中指尖所触部位。
3. 内八卦穴：位于劳宫穴四周。
4. 中脘穴：位于前正中线上，脐上4寸。即上腹部的胸骨下缘与肚脐中央连线的中点处。
5. 天枢穴：位于脐中旁开2寸，左右各一。
6. 天突穴：位于喉结下方2寸处，胸骨上凹窝的中央。
7. 腰眼穴：位于第四腰椎棘突下，旁开约3.5寸凹陷中。
8. 长强穴：位于尾骨尖端与肛门连线的中点处。
9. 脾俞穴：位于背部第十一胸椎棘突下，旁开1.5寸。
10. 胃俞穴：位于背部第十二胸椎棘突下，旁开1.5寸。
11. 足三里穴：小腿胫骨前缘外侧的膝关节下四横指处。（以宝宝的拇指宽度为准，四横指即距离是宝宝拇指宽度的4倍。）
12. 涌泉穴：足趾跖屈时，足底前约1/3凹陷处。

抚触步骤

步骤一

妈妈用拇指沿着宝宝的拇指和食指的桡侧缘从指尖向指根直推100次，然后将宝宝手心向上，用中指和食指指腹从宝宝肘关节内外两侧直推腕关节各100次。

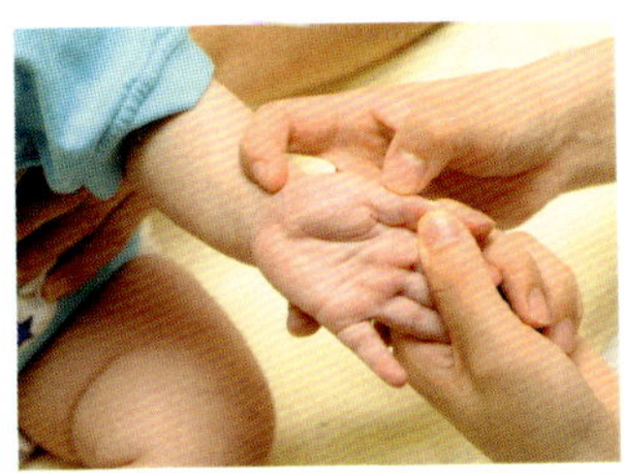

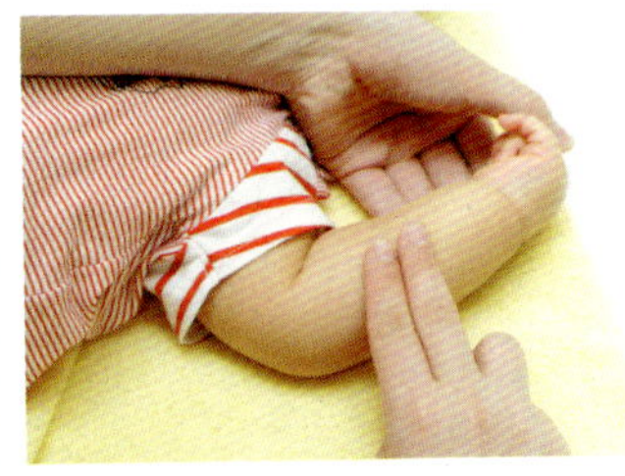

步骤二

妈妈用拇指点揉宝宝大鱼际、劳宫穴各100次，然后按顺时针方向按揉宝宝手心的内八卦穴100次。

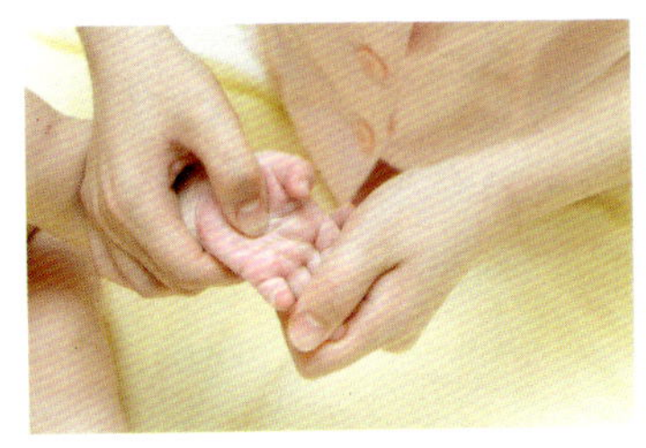

步骤三

宝宝仰卧在床上，妈妈用手掌在宝宝的中脘穴、天枢穴按顺时针和逆时针方向各揉3分钟，然后从腹部中央向两侧分推100次，小宝宝可以用拇指分推，大宝宝可以用手掌分推。最后用拇指按揉宝宝的天突穴30次，按揉节奏以宝宝的呼吸为准。

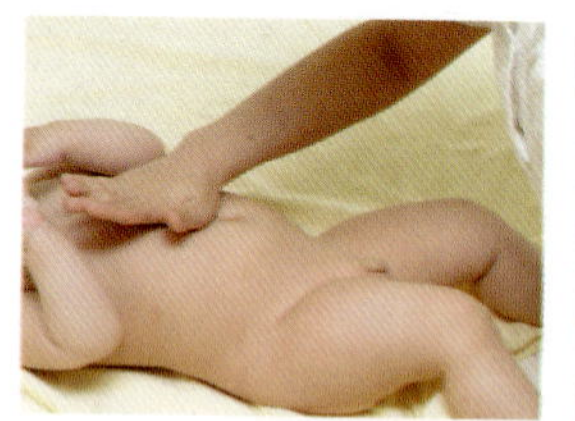

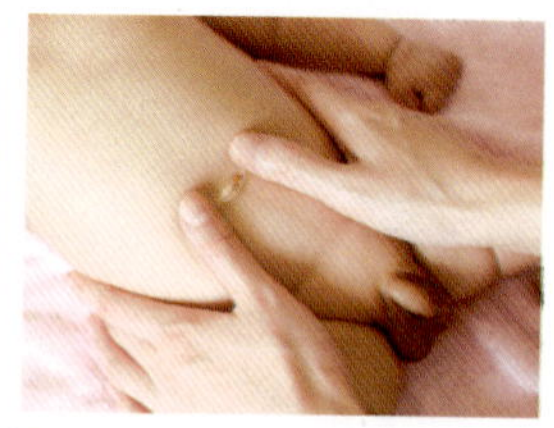

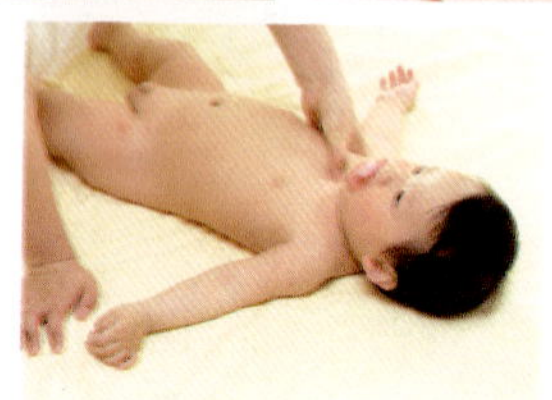

步骤四

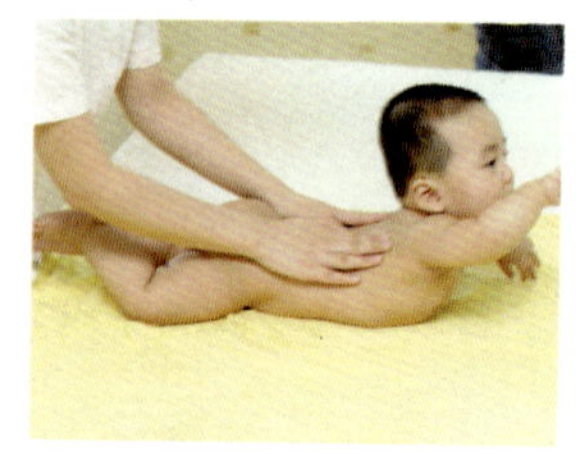

宝宝俯卧在床上，妈妈将手心搓热后，紧贴在宝宝的腰眼处，然后稍用力向下搓到长强穴处，搓50～100遍。然后妈妈用拳背或拳眼旋转按摩腰眼处，按摩5分钟。

步骤五

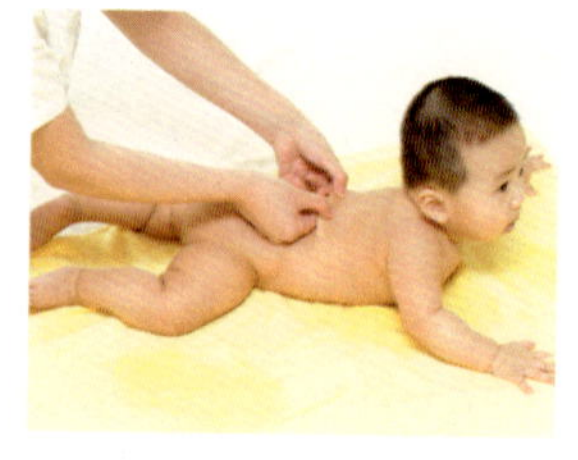

宝宝俯卧，妈妈沿着宝宝的脊柱从上到下轻轻抚触几次，然后从颈部开始捏脊椎上方的皮肤直至尾骨，捏3次将皮肤向上提一下，然后交替进行。重复捏7次。

步骤六

拇指按揉宝宝背部的脾俞穴、胃俞穴各1分钟，点揉足三里和涌泉穴各100次。

08 改善遗尿的抚触方法

抚触部位

主要抚触腹部、背部、腿部、手部各穴。

1. 长强穴：位于尾骨尖端与肛门连线的中点处。
2. 三阴交穴：位于小腿内侧，内踝尖上3寸，胫骨内侧面后缘。
3. 太溪穴：位于足内侧，内踝高点与跟腱后缘连线的中点凹陷处。
4. 七节骨：位于背部脊柱尾端的7节，从长强穴向上数7节便是。
5. 肾俞穴：位于腰部第二腰椎棘突下，旁开1.5寸。
6. 气海穴：位于前正中线上，脐下1.5寸。
7. 关元穴：位于前正中线，脐下3寸处。
8. 中极穴：位于前正中线，脐下4寸处，即肚脐与耻骨连线的4/5处。
9. 肾经：位于手指小指末节螺纹面。
10. 夜尿点：位于小指的第二指关节掌侧横纹中点处。
11. 百会穴：位于头顶正中线与两耳尖连线的交点处。

抚触步骤

步骤一

宝宝俯卧在床上，妈妈用拇指按揉宝宝的长强穴30次，然后再按揉宝宝左右下肢内侧的三阴交穴、太溪穴各40次。

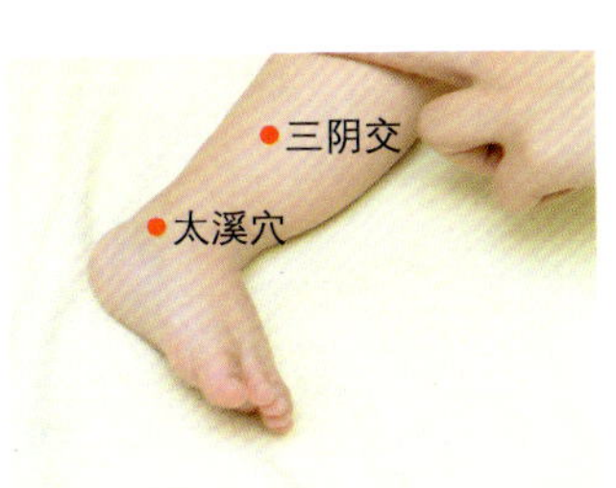

步骤二

宝宝俯卧，妈妈用一只手的小鱼际（手掌面小指下的肌肉隆起，即手掌外侧面。）自下而上推七节骨100次。

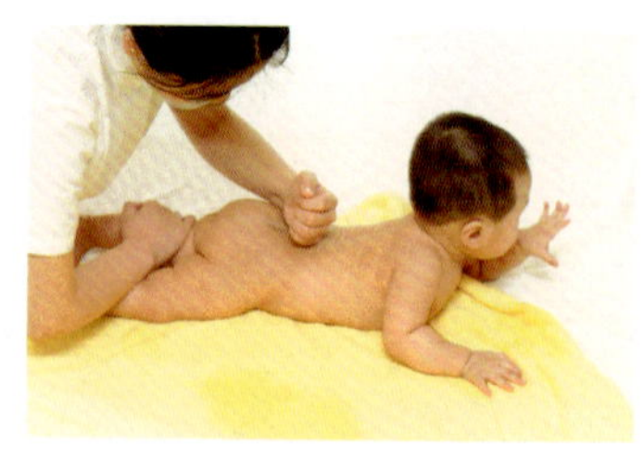

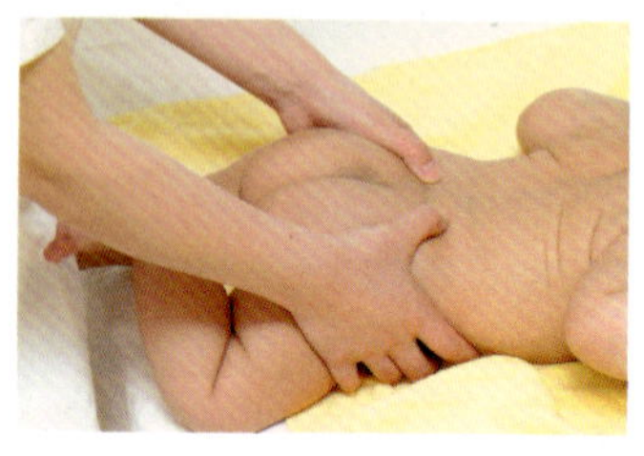

步骤三

宝宝俯卧在床上，妈妈用拇指按揉宝宝背部的肾俞穴，揉50次。

步骤四

宝宝仰卧在床上，妈妈用掌心逆时针按揉宝宝腹部的气海穴、关元穴各5分钟，然后用拇指点揉中极穴、关元穴各1分钟。

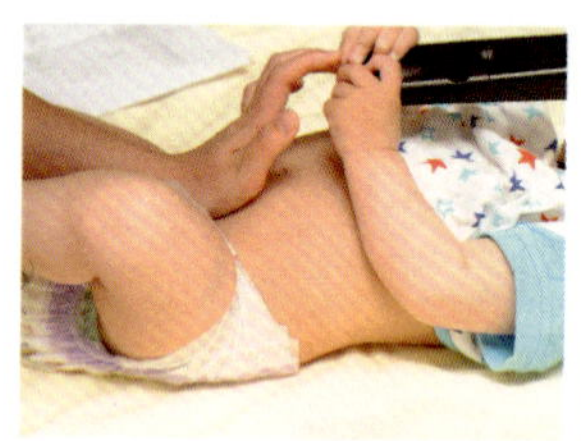

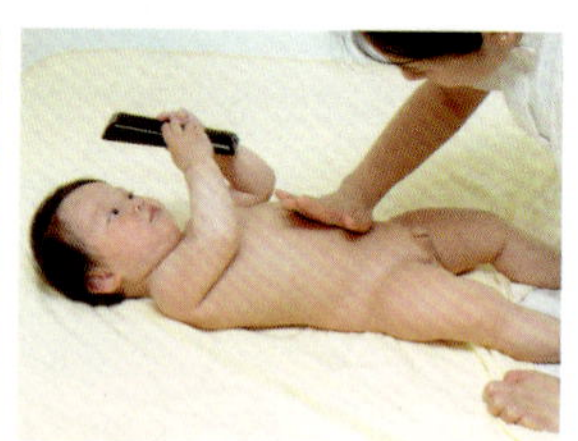

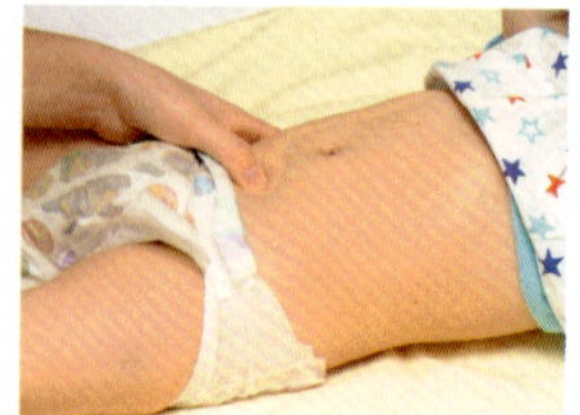

步骤五

握住宝宝的小指，先推肾经100次，然后再掐小指的夜尿点10次。

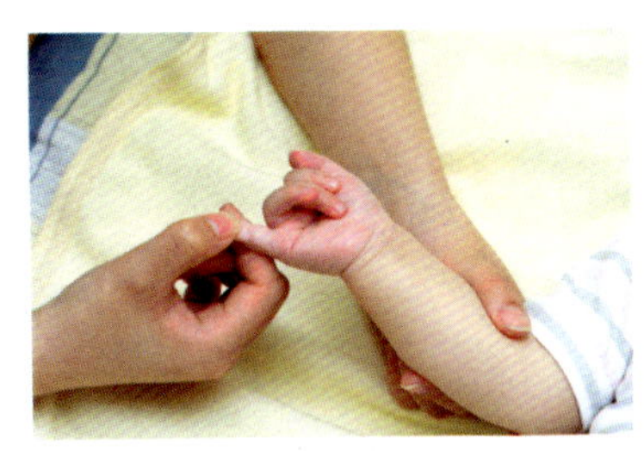

09 缓解盗汗的抚触手法

抚触部位

主要抚触手部、腿部、背部各穴位。

1. 肺经：位于无名指末节螺纹面。
2. 心经：位于中指末节螺纹面。
3. 肾经：位于小指末节螺纹面。
4. 肾顶：位于小指顶端。
5. 肾纹：位于小指掌面第二节横纹。
6. 阴郄穴：位于前臂掌侧，腕横纹上0.5寸，尺侧腕屈肌腱的桡侧缘。
7. 脾经：位于拇指末节螺纹面。
8. 六腑穴：位于前臂尺侧，自肘关节至腕横纹呈一直线。
9. 足三里穴：位于小腿胫骨前缘外侧的膝关节下四横指处。
10. 太溪穴：位于足内侧，内踝高点与跟腱后缘连线的中点凹陷处。

11 涌泉穴：足趾跖屈时，足底前约1/3凹陷处。

12 肺俞穴：位于第三胸椎棘突下，旁开1.5寸。

13 心俞穴：位于第五胸椎棘突下，旁开1.5寸。

14 脾俞穴：位于背部第十一胸椎棘突下，旁开1.5寸。

15 肾俞穴：位于腰部第二腰椎棘突下，旁开1.5寸。

16 百会穴：位于头顶正中线与两耳尖连线的交点处。

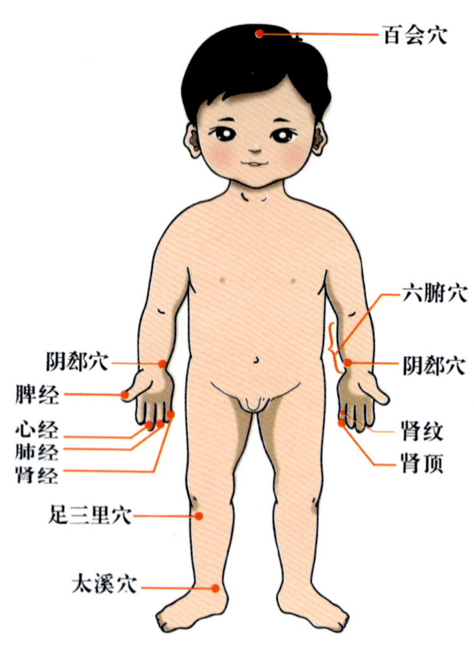

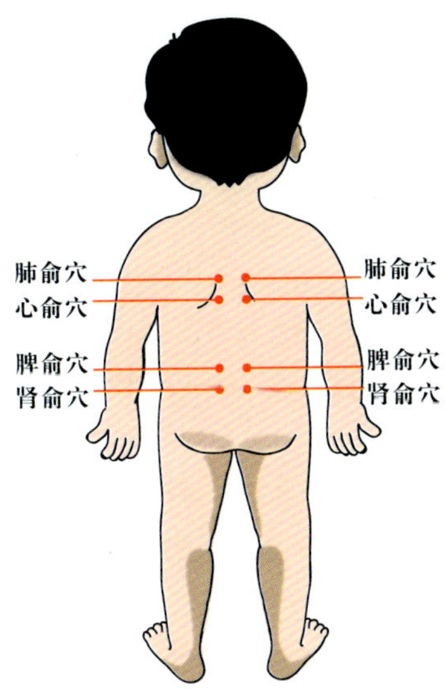

按摩步骤

步骤一

妈妈用拇指在宝宝无名指肺经起点处按揉100～200次（补肺经），然后用拇指从中指指尖向指根直推100次（清心经），最后在小指面上旋推100～200次（补肾经）。

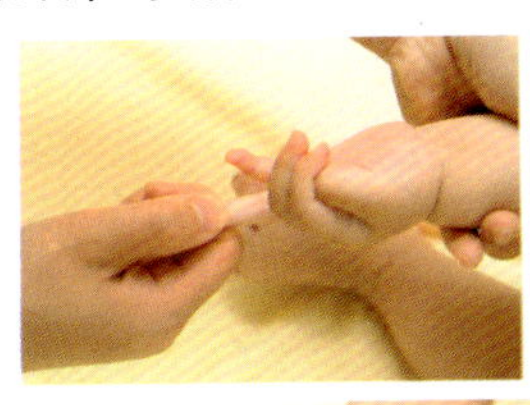
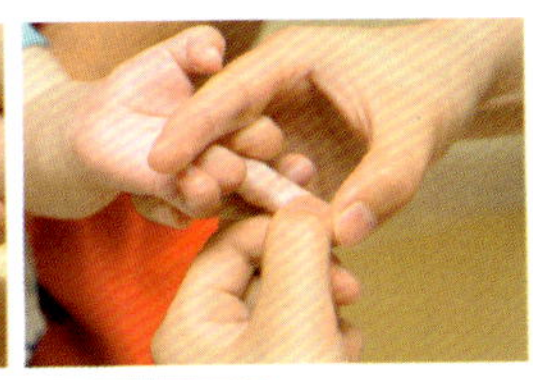
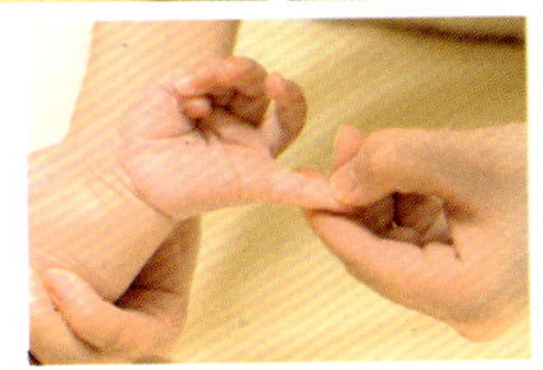

步骤二

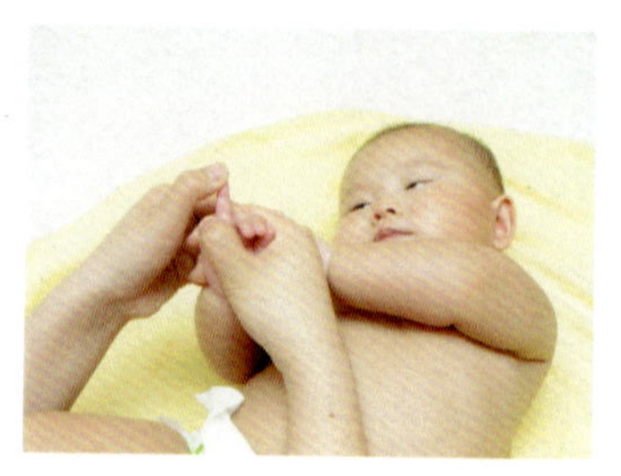

妈妈用拇指按揉宝宝小指端（揉肾顶）100次，再用拇指指腹按揉小指掌面第二节横纹（揉肾纹）50次，最后用拇指掐阴郄穴30次。

步骤三

妈妈用拇指指腹沿宝宝拇指桡侧向指根推（补脾经）100次，再用拇指的指腹或食指、中指指腹自宝宝的肘部尺侧推向手腕（退六腑）100次。

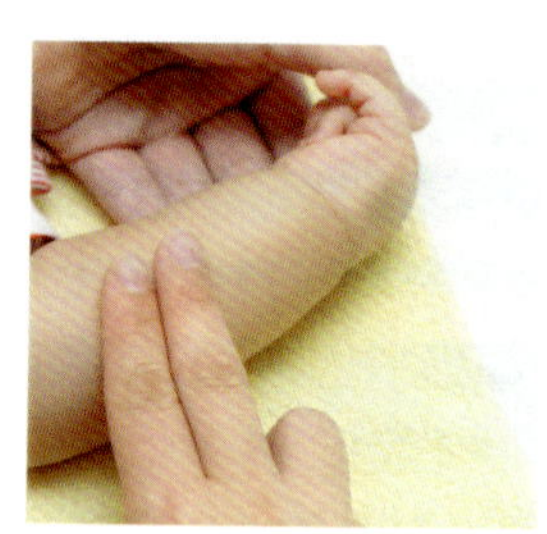

步骤四

宝宝平躺在床上，妈妈用拇指和其余四指相对按揉四肢内侧面2～5分钟；点按足三里、太溪穴各1分钟，然后揉按涌泉穴30次。

步骤五

宝宝俯卧在床上，妈妈用拇指按揉肺俞穴、心俞穴、脾俞穴、肾俞穴各1分钟，然后捏脊5～10次，最后轻揉宝宝头顶百会穴30次。

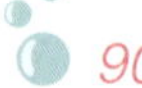

10 缓解吐奶的抚触手法

抚触部位

主要抚触腹部、胸部、手部各穴位。

1. 神阙穴：位于肚脐中央。
2. 膻中穴：位于胸部前正中线上，两乳头连线的中点。
3. 足三里穴：位于小腿胫骨前缘外侧的膝关节下四横指处。
4. 内八卦穴：位于劳宫穴四周。（劳宫穴：握拳屈指时中指尖所触部位。）
5. 板门：位于手掌大鱼际平面。
6. 脾经：拇指桡侧缘，自指尖至指根成一直线。

抚触步骤

步骤一

宝宝平躺在床上，妈妈手指并拢，掌心放在宝宝肚脐上，以肚脐为中心顺时针抚触5～10分钟，抚触的同时应对腹部稍稍加压。

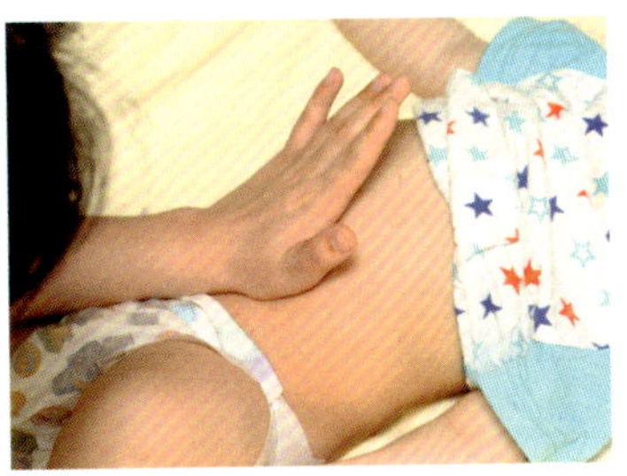

步骤二

妈妈将手掌放在宝宝的胸部剑突处，按照顺时针和逆时针的方向各按摩20次。

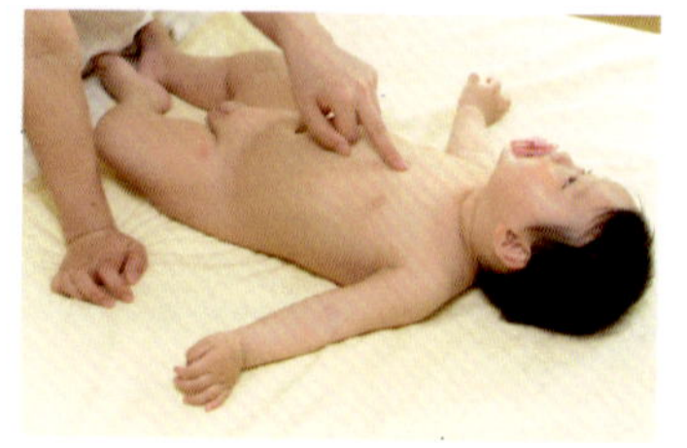

步骤三

妈妈用中指或食指的指腹轻轻按揉膻中穴1～3分钟，然后两个拇指自膻中穴向外分推30～50次。

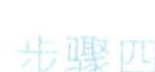

宝宝仰卧在床上，妈妈用拇指按揉宝宝足三里穴30～50次。

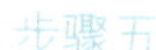

妈妈握住宝宝手掌，拇指指腹顺时针按揉内八卦100次。

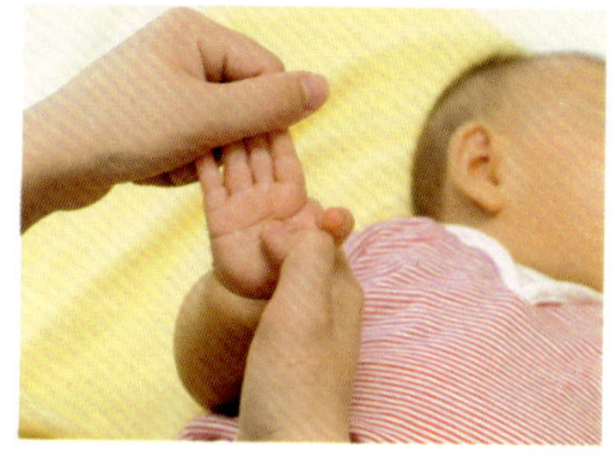

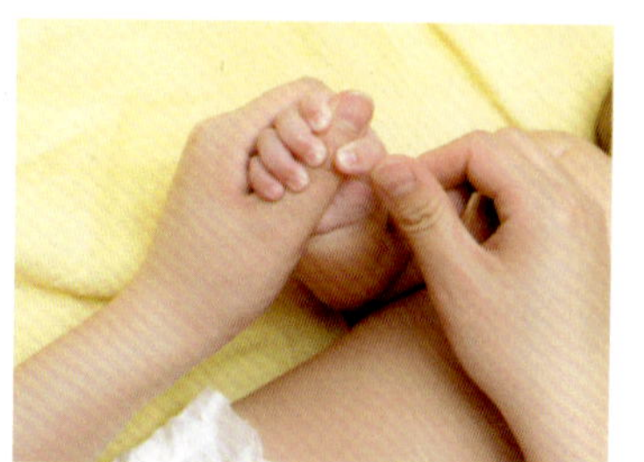

步骤六

妈妈将宝宝的拇指屈曲，循拇指桡侧缘向指根方向直推100次。

步骤七

妈妈用拇指指腹按揉宝宝手掌大鱼际，按揉100次。

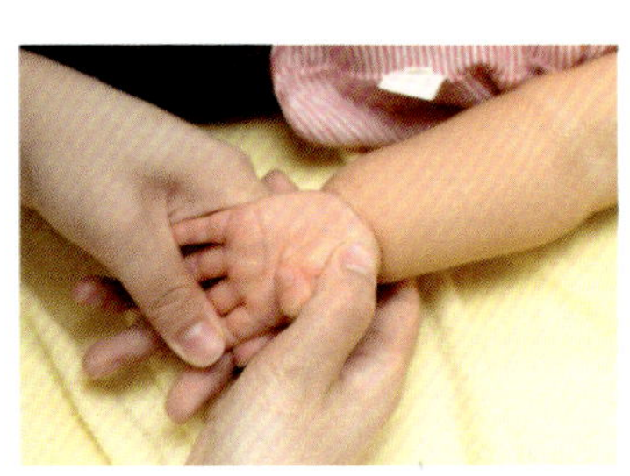

11 缓解打嗝的抚触手法

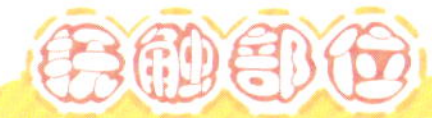

主要抚触背部、腹部各穴位。

1. 天突穴：位于喉结下方2寸处，胸骨上凹窝的中央。
2. 膻中穴：位于胸部前正中线上，两乳头连线的中点。
3. 中脘穴：位于前正中线上，脐上4寸。即上腹部的胸骨下缘与肚脐连线的中点处。
4. 膈俞穴：位于背部第七胸椎棘突下，旁开1.5寸。
5. 胃俞穴：位于背部第十二胸椎棘突下，旁开1.5寸。
6. 大肠俞穴：位于腰部第四腰椎棘突下，旁开1.5寸。
7. 足三里：位于小腿胫骨前缘外侧的膝关节下四横指处。
8. 丰隆穴：外踝尖上8寸，胫骨前嵴外两横指处。
9. 内关穴：腕横纹上2寸，掌长肌腱与桡侧腕屈肌腱之间。

抚触步骤

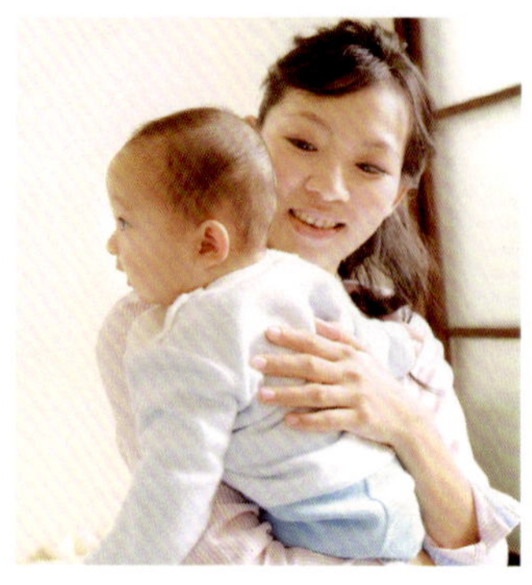

步骤一

妈妈抱起宝宝，让宝宝趴在自己肩膀处，妈妈用手掌轻拍宝宝的背部大约1分钟。

步骤二

将宝宝平放在床上，妈妈用拇指指腹点揉天突穴、膻中穴各1分钟。妈妈掌心放于中脘穴，顺时针方向抚触5分钟，然后用双手拇指从中脘穴向外分推30～50次。

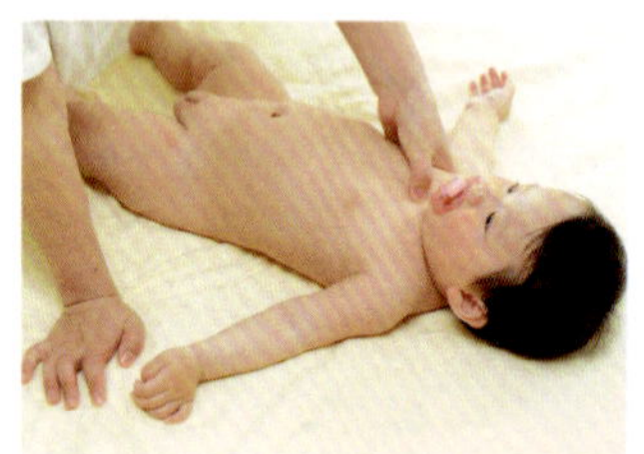

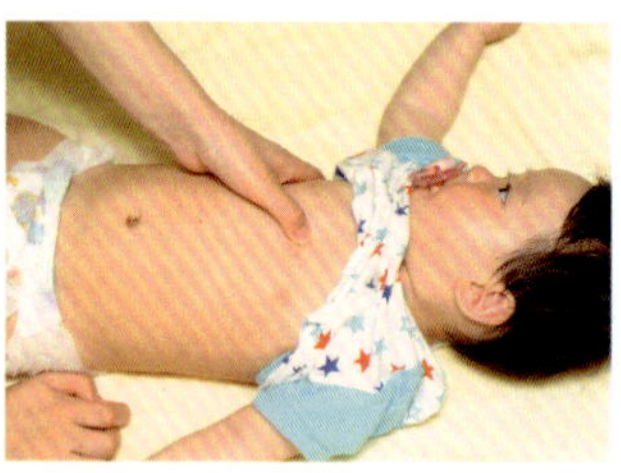

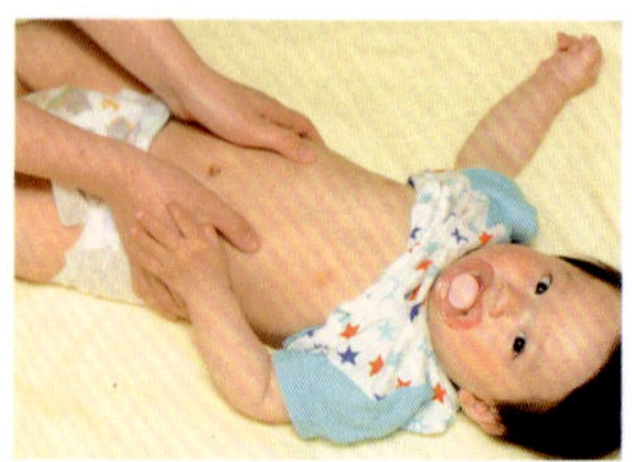

步骤三

宝宝俯卧在床上，妈妈用拇指按揉膈俞穴、胃俞穴、大肠俞穴各1分钟。

步骤四

宝宝俯卧在床上，妈妈用双手掌横擦宝宝的背部，抚触至感到宝宝背部皮肤微微发热为宜。

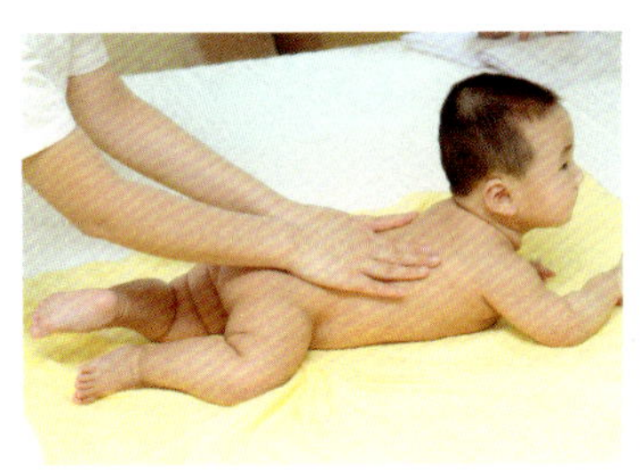

步骤五

宝宝仰卧在床上或坐着，妈妈用拇指指腹按揉宝宝腿部的足三里、丰隆穴各1分钟。

步骤六

妈妈握住宝宝手掌，拇指指腹按揉宝宝内关穴1分钟。

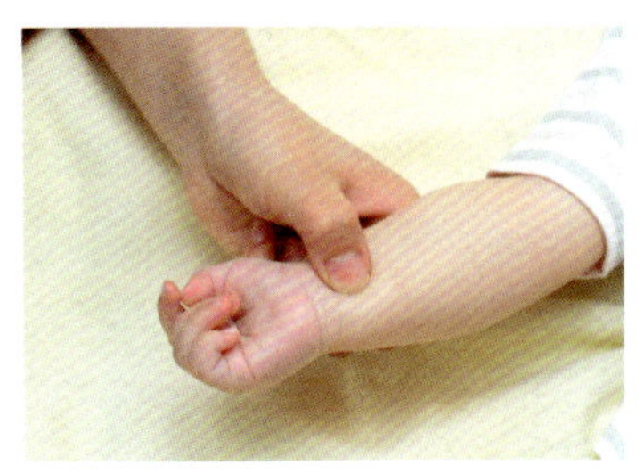

日常生活中的抚触手法

RI CHANG SHENG HUO ZHONG DE FU CHU SHOU FA

01 给宝宝喂奶时

作用

刺激宝宝的吸吮反射，延长宝宝的吸吮时间。

抚触步骤

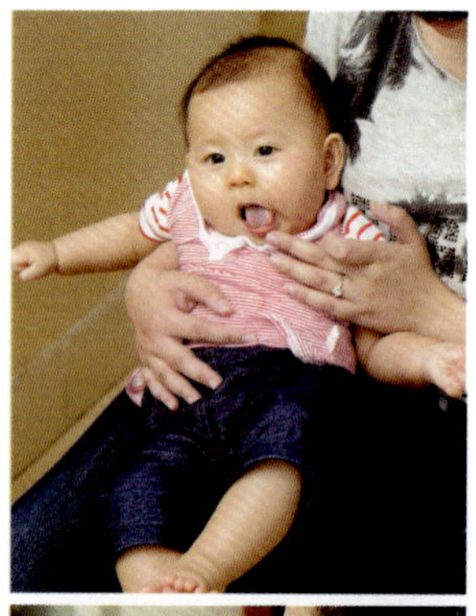

步骤一

妈妈洗净双手，一只手抱好宝宝，用另一只手的中指指腹放在宝宝的下嘴唇上轻轻按揉1分钟，下嘴唇抚触完毕后，再按揉上嘴唇。

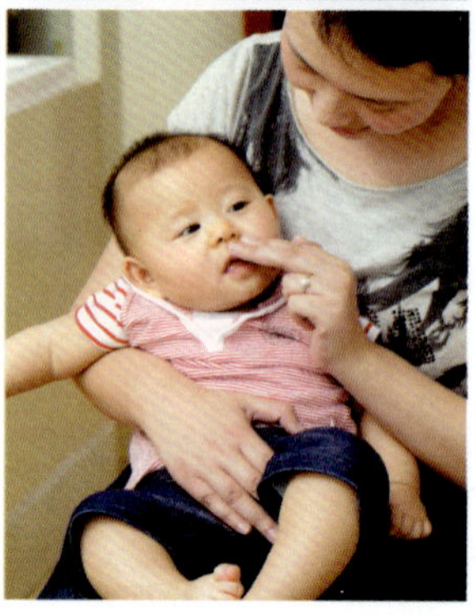

步骤二

妈妈用拇指、食指和中指捏住宝宝的下嘴唇，轻轻揉动1～2分钟，然后轻揉上嘴唇。

步骤三

捏揉完毕后，妈妈可用乳头逗引宝宝的下嘴唇，用乳头轻轻扫过宝宝的嘴唇，也可用乳房轻压宝宝的嘴唇。

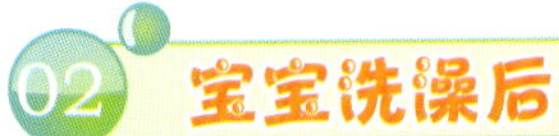

02 宝宝洗澡后

作用

促进宝宝的血液循环和新陈代谢，让宝宝放松。

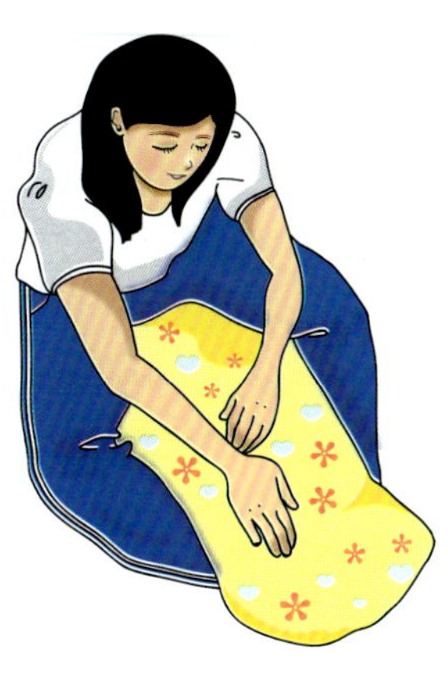

抚触步骤

步骤一

妈妈坐在床上，最好倚在床头，双腿微屈，将浴巾放在两腿之间，呈船状。

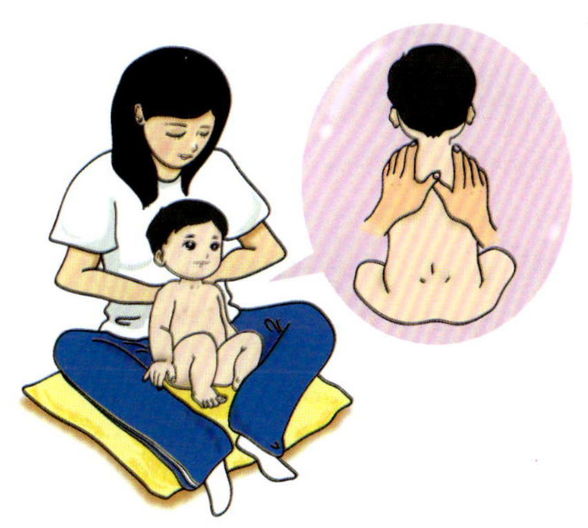

步骤二

宝宝背向妈妈坐在浴巾上，妈妈用双腿轻轻夹住宝宝下肢，用双手拇指以左手在上、右手在下的方式在宝宝背部画圈按揉2分钟。

步骤三

妈妈身体稍向前移，使宝宝的背部紧贴在自己的腹部，妈妈用手掌从宝宝的大腿根部单方向轻轻按揉到脚踝，按揉20～30次。

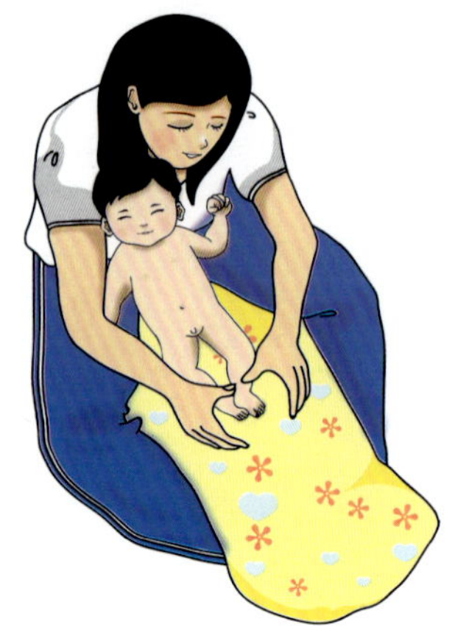

03 宝宝睡前

作用

促进宝宝的血液循环和新陈代谢，让宝宝放松，提高睡眠质量。

抚触步骤

步骤一

将宝宝平放在床上，妈妈将双手心搓热后，放在宝宝脸上，沿着脸颊上下按摩3次。然后将拇指的指腹置于宝宝前额，向后梳理至后脑的发际处，反复抚触3次。

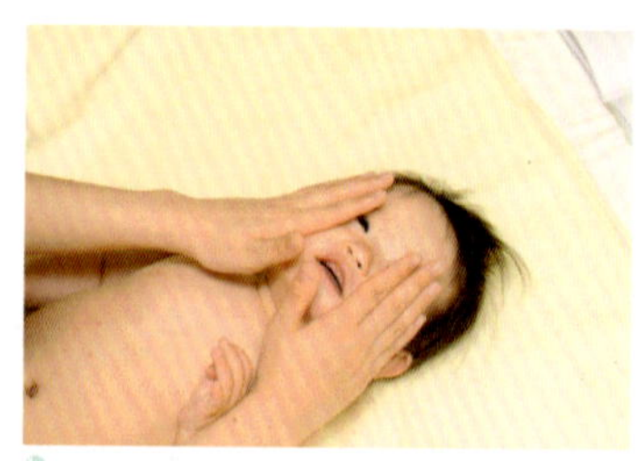

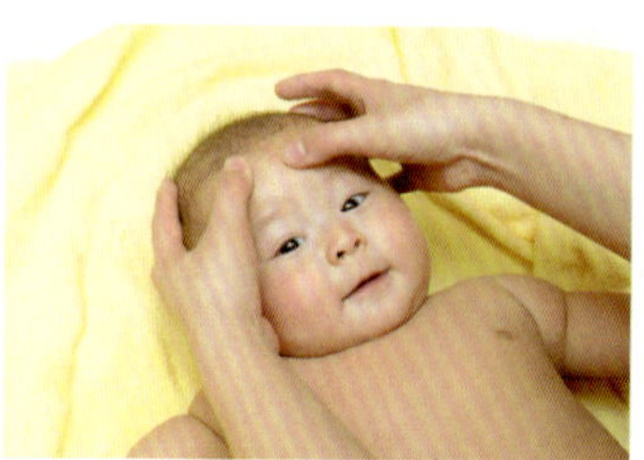

步骤二

妈妈将双手虎口张开，分别放在宝宝的颈部两侧，用除拇指外四指的指腹和掌面反复斜擦颈部3遍，双手交替进行。

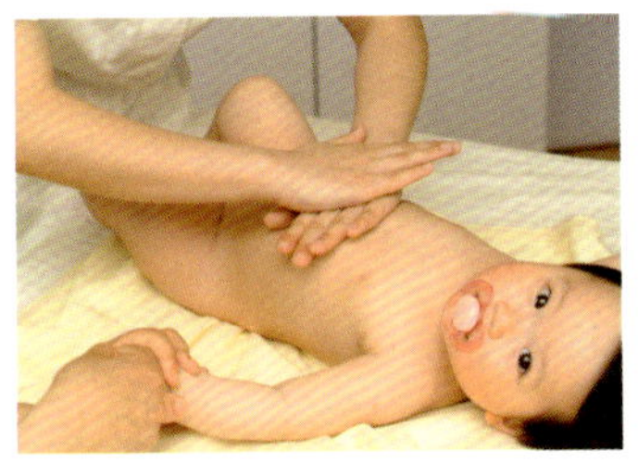

步骤三

妈妈将双手重叠放在宝宝的肚脐上，按照顺时针方向按揉3圈，然后再逆时针按揉3圈。

步骤四

妈妈的手弯成铲子状，拍打宝宝的四肢。左手拍打右上肢和左下肢，右手拍打左上肢和右下肢，由上而下拍打，各拍打3次。

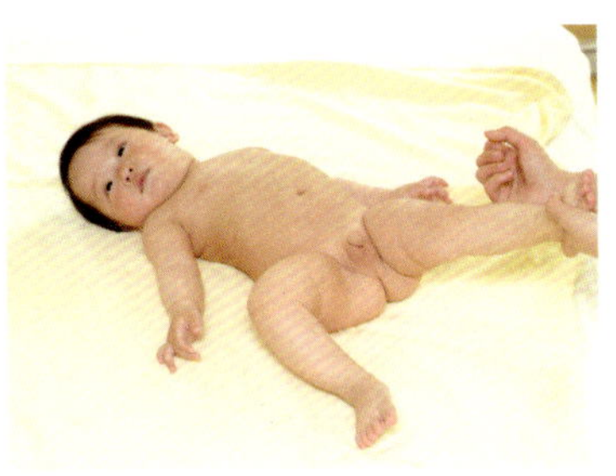

04 宝宝出牙时

作用

促进牙龈的血液循环，促进牙齿发育，同时减轻出牙时的不适感。

抚触步骤

步骤一

妈妈用纱布缠住一手的食指，另一只手稍抬起宝宝的头，使其后仰。将纱布浸入凉水后，放在宝宝的牙龈上，以打圈的方式按摩1分钟，然后再向牙冠方向推压10次，力度要适中，妈妈的手指和纱布一定要清洁。

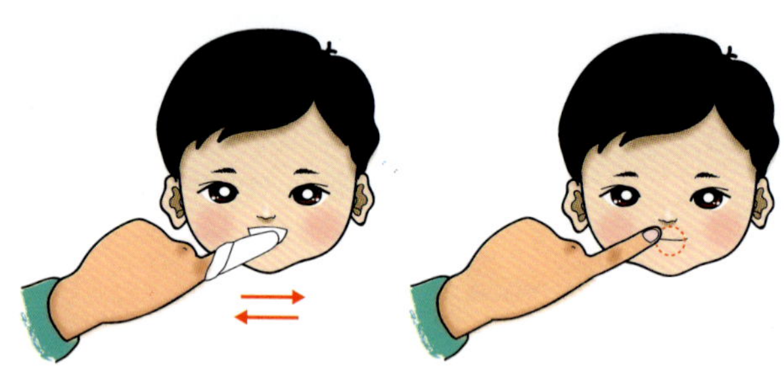

步骤二

取下纱布，将食指放在宝宝鼻子下方的位置，以画圈的方式按揉嘴唇周围10~20次，力度以按压到牙龈为准。

步骤三

妈妈用除拇指以外的其余四指指腹轻轻按压眉骨处，反复10次。

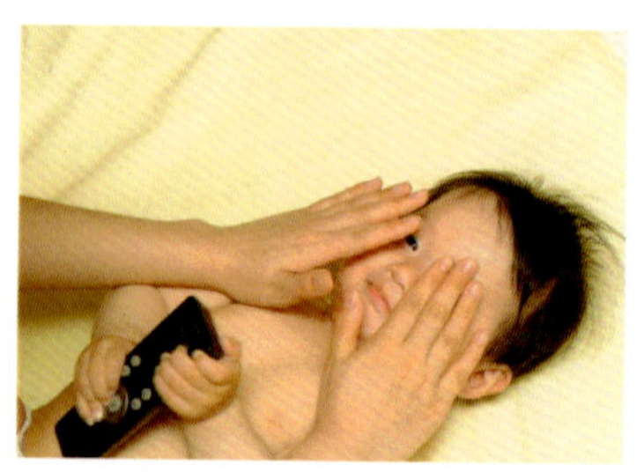

步骤四

妈妈将拇指放在眉梢上方，沿眉毛方向向外推按，按压至太阳穴时用画圈的手法轻轻按摩太阳穴10次。

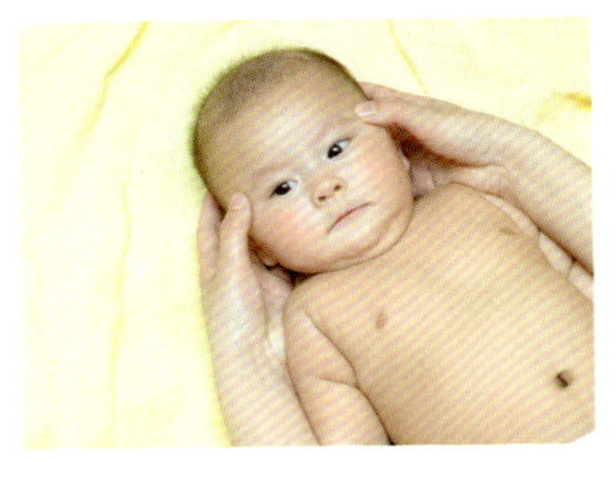

步骤五

妈妈双手握拳，用手指的第二个指关节轻按脸颊下方的位置30次。

小叮咛

宝宝出牙之前可能会出现啼哭、烦躁不安等症状，这时候妈妈要用各种方法让宝宝转移注意力。

05 宝宝学步时

作用

促进宝宝对四肢的控制力，促进大脑发育，让宝宝站得更稳、学步更快。

抚触步骤

步骤一

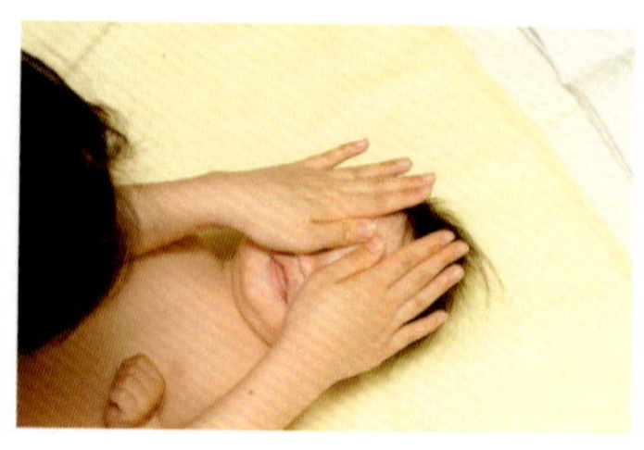

宝宝仰卧在床上，妈妈将手掌搓热后，放在宝宝的眼睛上，双手轻压宝宝眼睛8～10秒钟，重复2次。

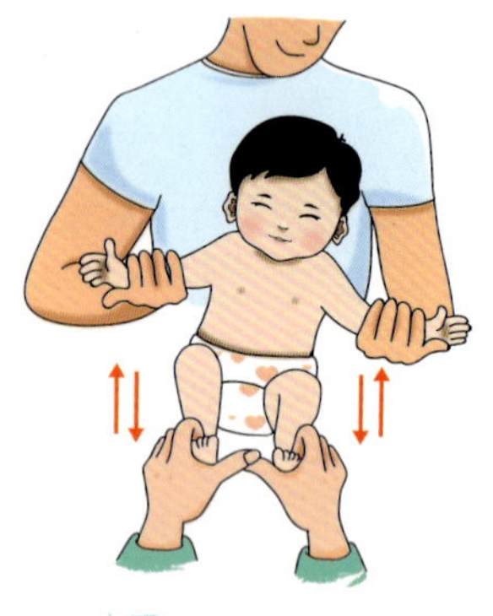

步骤二

爸爸坐在床上，将宝宝面朝外抱在怀中，妈妈将宝宝的脚稍向上抬起，十指握着宝宝的脚趾，双手按照一定的节拍握紧、松开，做10~20次。

步骤三

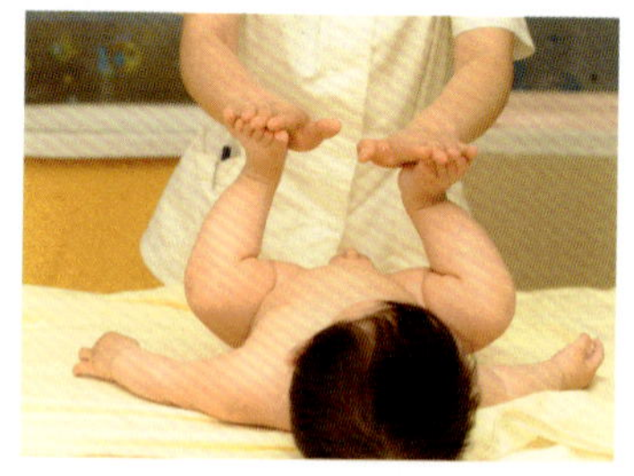

让宝宝仰卧在床上，妈妈将掌心完全贴在宝宝的脚掌面上，轻轻向上推。当推到脚趾时，顺势将宝宝的脚趾向脚背轻压，停顿片刻后，将掌心向下推至脚跟，反复10次。

步骤四

爸爸双手从宝宝腋下穿过，将宝宝抱起来，然后妈妈将宝宝的双腿向上推，使其膝盖靠近腹部，然后拉直，反复10次。

04 宝宝换尿布时

作用

安抚宝宝对换尿布的抗拒心理，缓和情绪，促进宝宝臀部血液循环，预防尿布疹的发生。

抚触步骤

步骤一

宝宝仰卧，妈妈双手握住宝宝的脚踝轻轻揉捏，然后将宝宝的双腿抬起，使宝宝臀部离床，保持这个姿势，另一手轻轻按揉宝宝的臀部。

步骤二

保持姿势，爸爸双手托起宝宝的臀部，轻轻地抚摩，并用手指抓揉1分钟。

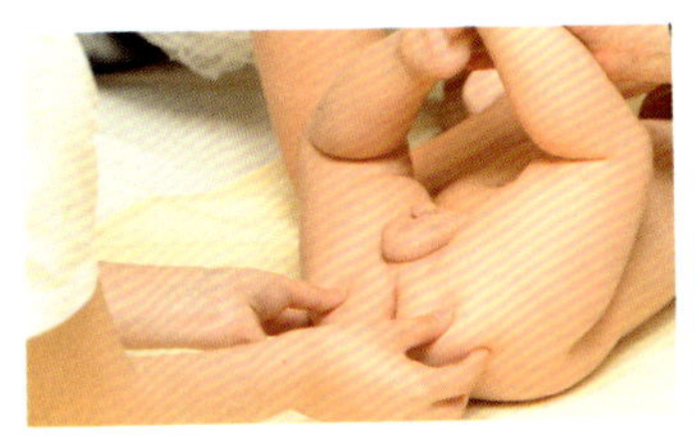

步骤三

爸爸模仿把尿动作将宝宝抱起，妈妈蹲在宝宝对面，手上拿一干净纱布从前向后擦拭宝宝的小屁股，做3次。

步骤四

宝宝俯卧在床上，妈妈用五指重复“轻捏、拉伸、放松”三个动作来抓捏臀部的肌肉1分钟。

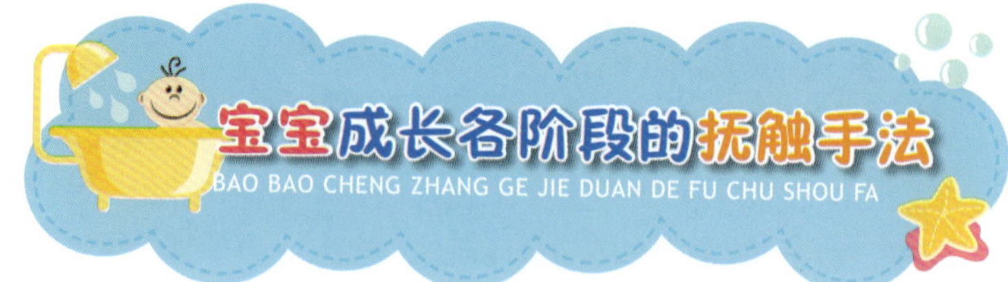

有的家长也许会有这样的疑问，“要等到宝宝多大，才能够进行抚触呢？”医生建议，基本上，从孩子出生后就可以开始进行。但各个不同阶段的宝宝按摩重点是不一样的。

01 0～3个月宝宝

抚触重点

0～3个月的宝宝身体还没有完全发育好，活动力较弱，此时宝宝的配合度最高。这期间进行抚触强调亲子间亲密感与互动关系的建立，以及肢体放松，所以在做抚触动作时活动量不要太大，根据情况适当增减抚触动作。

抚触步骤

步骤一

宝宝仰卧在床上，妈妈握住宝宝的手腕，从腕部向上抚摸到肩膀，抚摸3次；再握住宝宝的脚

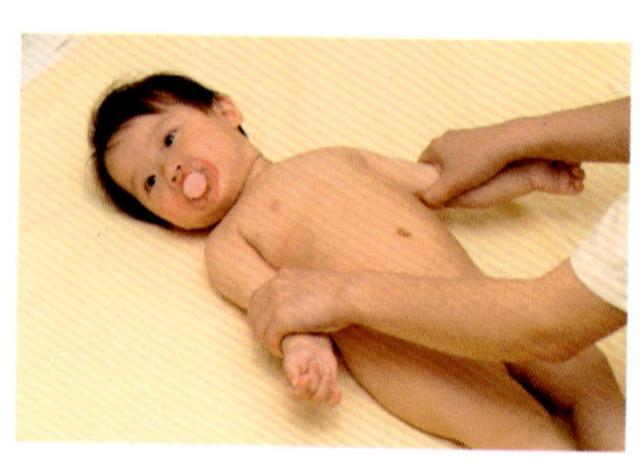

踝，从脚踝向上抚摸到大腿根，抚摸3次。

步骤二

宝宝仰卧在床上，妈妈一手握住宝宝的小手，另一只手从宝宝的上臂向手腕抚摸，抚摸的同时将宝宝的手臂向上举；然后轻轻揉动宝宝的手腕并将双肘关节弯曲，将小手放于胸前。

步骤三

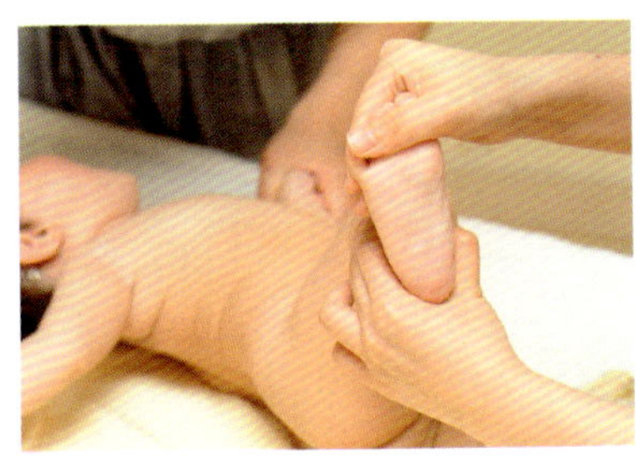

妈妈左手握住宝宝的右脚踝，右手握着右脚前掌，以踝关节为轴心向外旋转4次，再向内旋转4次；然后妈妈再握住宝宝左脚踝，将左脚踝向内、向外各旋转4次。

步骤四

妈妈握住宝宝的左脚，屈伸宝宝的左腿，然后再屈伸宝宝的右腿；轻揉宝宝的左脚脚趾，然后将宝宝的左大腿由内向外旋转1圈，再轻揉右脚趾，将右大腿由内向外旋转1圈。

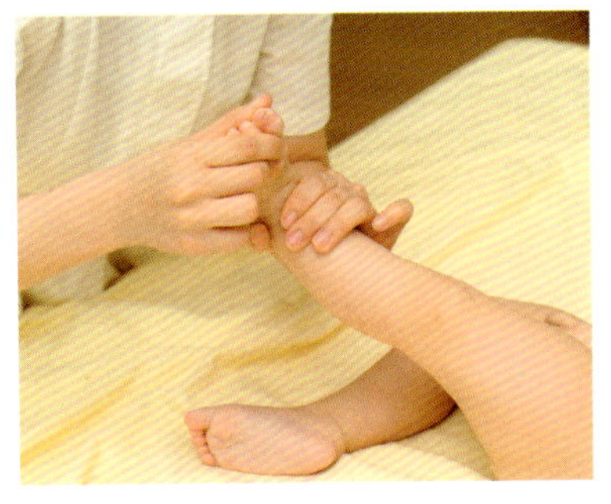

步骤五

宝宝平躺在床上，妈妈一只手放在宝宝的腰下，另一只手按住宝宝的两只脚踝，轻轻托起宝宝的腰部，使其成一个拱形，然后再将宝宝轻轻放下，如此反复3次。

步骤六

宝宝俯卧在床上，妈妈将左手放在宝宝胸部下方，右手轻轻抚摸宝宝的背部，然后慢慢托起宝宝的胸部，使宝宝的头逐渐向上抬起，如此重复3次。

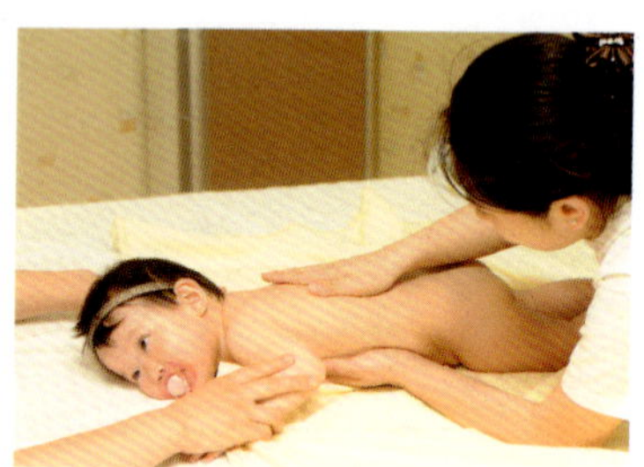

小叮咛

给这个年龄段的宝宝进行抚触时注意手法要轻柔，手法不要太重，以免伤到宝宝。

02 4～6个月宝宝

按摩重点

4～6个月宝宝的活动力已经有了一定提高，每天的活动量可以增加到2个小时以上。在抚触时可以做一些诱导动作让宝宝变得更主动一些。

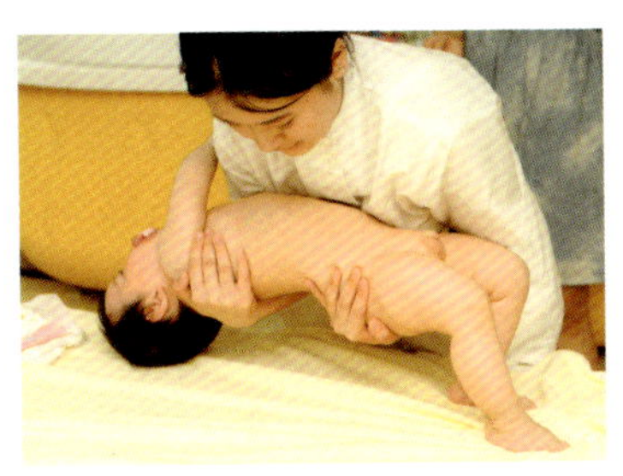

步骤一

妈妈一手托住宝宝的臀部，一手托住宝宝的背部，将宝宝的身体向上托起，保持这个姿势3～5秒钟。

步骤二

宝宝俯卧在床上，妈妈左手托住宝宝的胸部，右手拇指和食指捏住背部皮肤，拇指在前，食指在后，然后拇指向后退，食指向前，做翻卷运动。由颈部至腰部，反复做3遍。

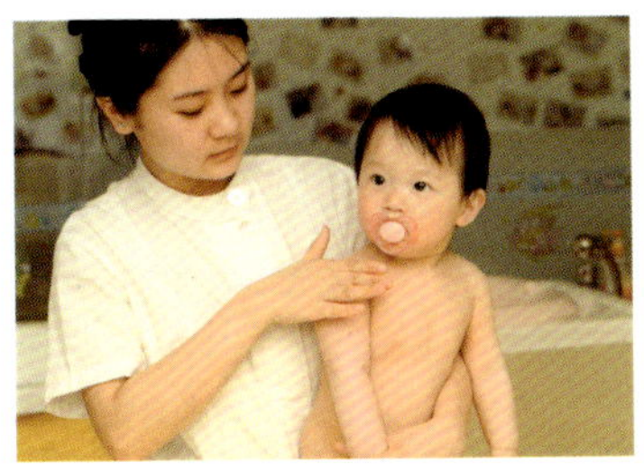

步骤三

妈妈用右手掌根从宝宝的肩关节至腕关节做圆周运动，再从腕关节搓回肩关节。两侧上肢各做3次。

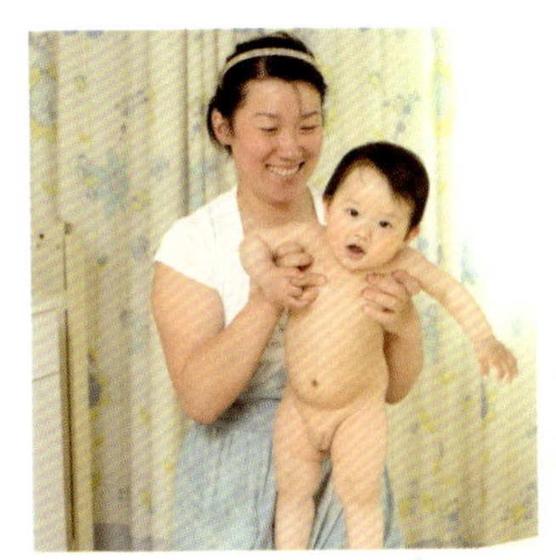

步骤四

妈妈双手扶住宝宝腋下使宝宝站立，上下迅速抚摸宝宝躯体两侧，然后将宝宝托起做跳跃运动，做2次。

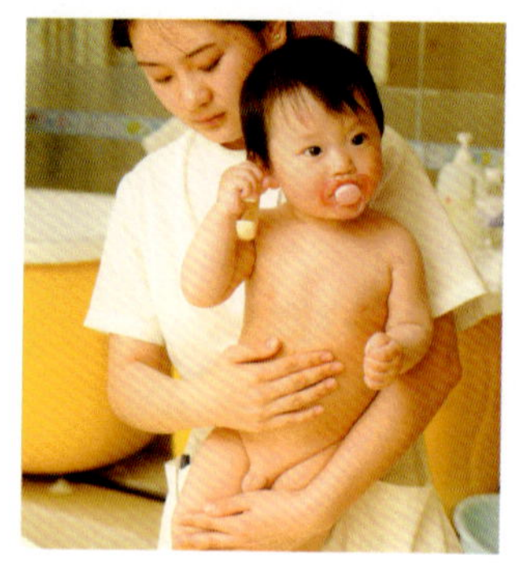

步骤五

宝宝站立，妈妈从后面左手扶住宝宝两膝，右手扶住宝宝腹部。左手轻叩宝宝膝盖，右手从宝宝的上腹按摩到下腹。做1~2分钟。

步骤六

宝宝平躺在床上，妈妈双手在宝宝的肩膀和手背之间来回抚摸1分钟；然后妈妈扶住宝宝的肩膀使其上身慢慢抬起，然后再慢慢放下，做3~5次。

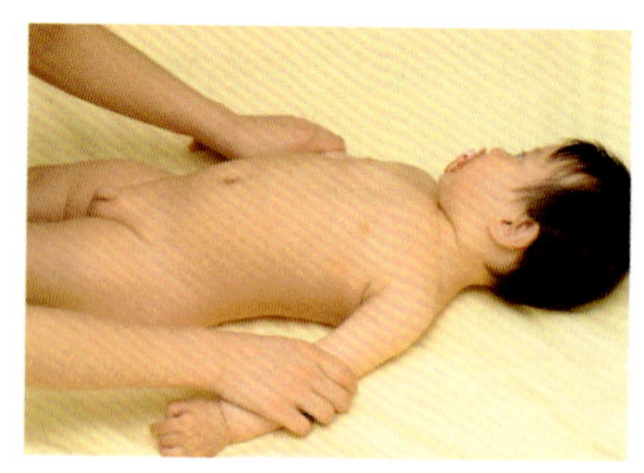

03 7~12个月宝宝

抚触重点

这时候的宝宝活动能力大大增强，抚触的难度增加。给宝宝做抚触应该见机行事，可边按摩边唱儿歌以吸引宝宝的注意力，或让孩子手拿玩具，提高稳定性。建议先按摩身体前面的部位，让孩子认为按摩是项亲子互动游戏。

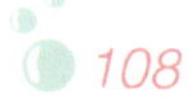

抚触步骤

步骤一

宝宝平躺在床上，妈妈双手掌分别放于宝宝两脚掌上，妈妈双手同时上下抚摸宝宝的脚掌，鼓励宝宝用脚掌来蹬妈妈的手。做5~10次。

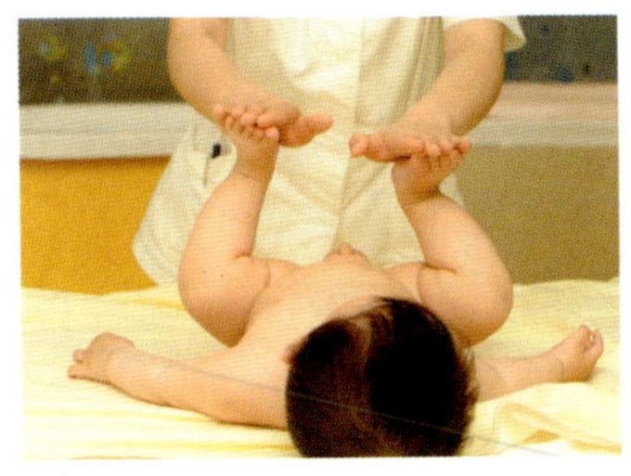

步骤二

妈妈握住宝宝的双脚将宝宝的双腿屈曲，逐渐靠近宝宝的胸部，反复做此动作10次。

步骤三

爸爸妈妈分别握住宝宝的双手双脚，缓缓将宝宝从床上抬起，慢慢将宝宝头朝下移动，使宝宝倒立，宝宝的双手支撑在爸爸或妈妈的双腿上，将宝宝的脚踝向外旋转，再向内旋转。做1~2次。

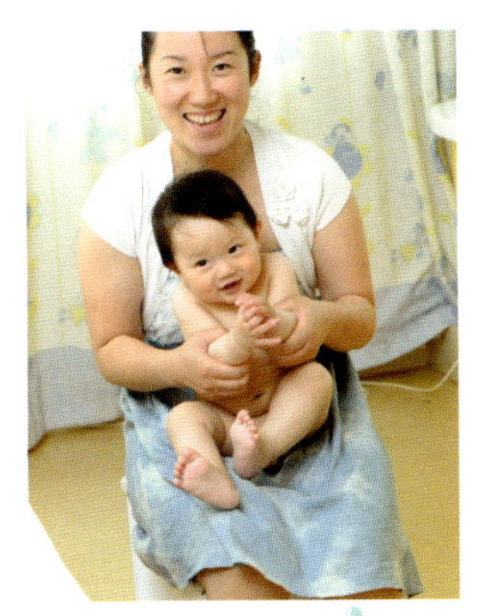

步骤四

宝宝坐在妈妈的大腿上，妈

妈握住宝宝的双手做鼓掌动作3次，然后妈妈再顺势将自己的手掌贴在宝宝的手背上下摩擦3次。

步骤五

妈妈抱着宝宝，双手带动宝宝的上臂向上抬起，再恢复原位，做3~5次。

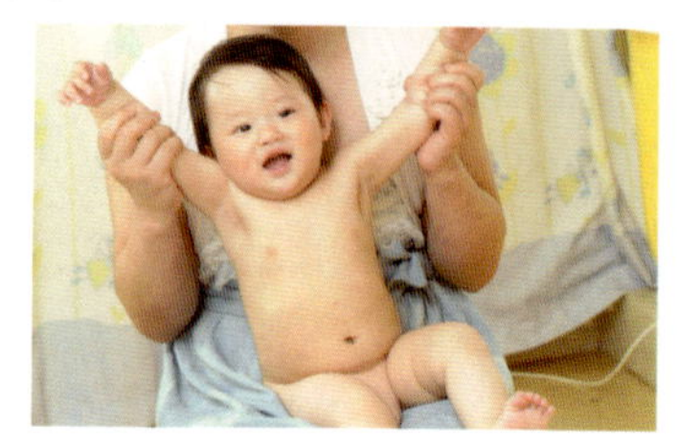

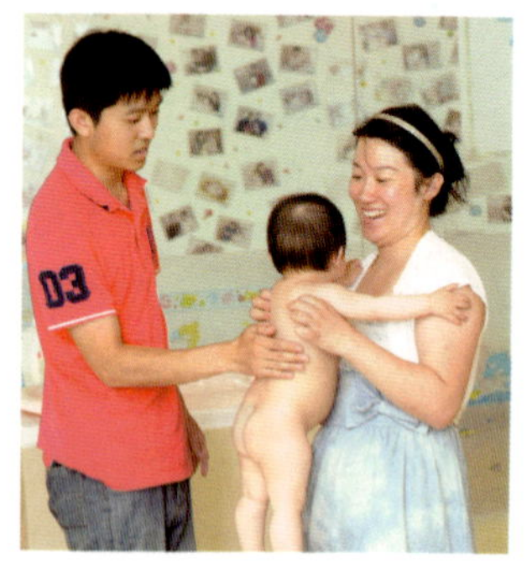

步骤六

让宝宝站起来，妈妈站在前面，爸爸在后面轻拍宝宝背部，逐渐加大力气。拍2分钟。

步骤七

宝宝站立，爸爸在宝宝身后扶住宝宝，妈妈在前方用双手掌分别拍打宝宝的两条大腿1分钟；然后爸爸摇晃宝宝的手臂并鼓励宝宝向前迈步。

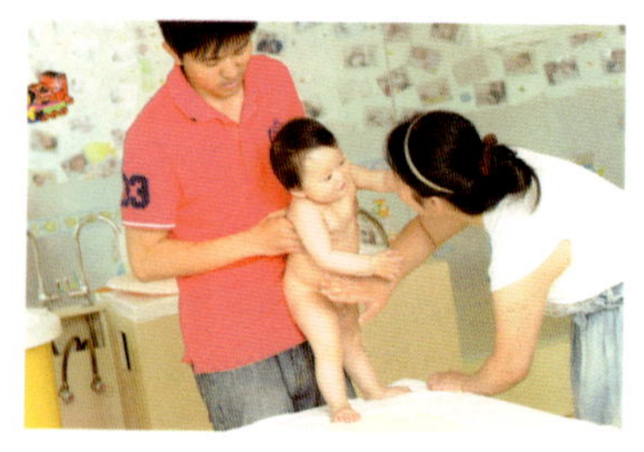

04 12个月以上的宝宝

抚触重点

此时的宝宝正是学习“独立自主”的阶段，配合度最差，常爱说“不”。这时期给宝宝做抚触要重视孩子的意愿，可以让孩子选择按摩部位，以孩子需求为主，不要强求。

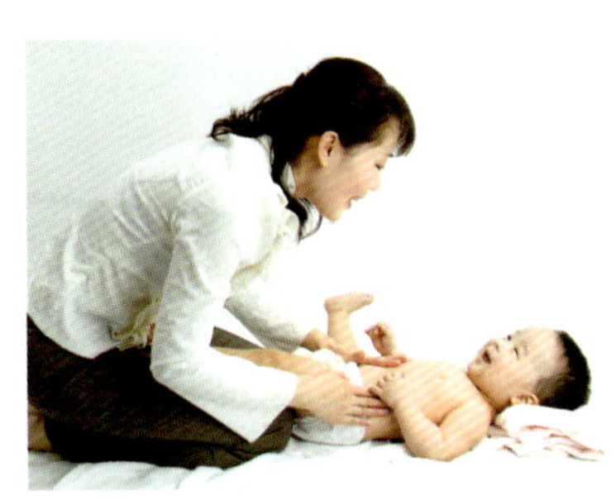

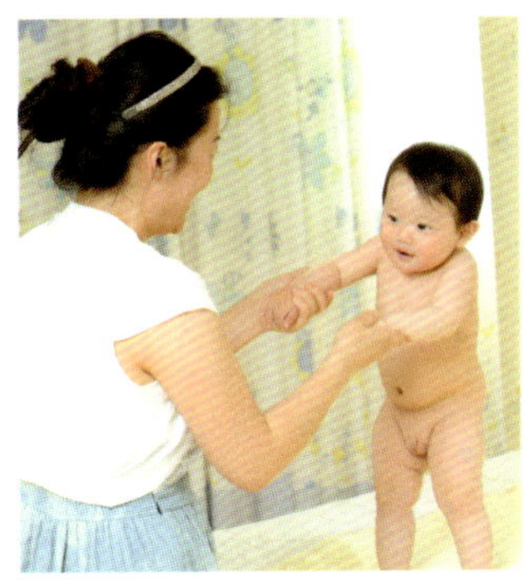

抚触步骤

步骤一

宝宝站立位，妈妈拉住宝宝的手向左横跳两下，再向右横跳两下，跳完后妈妈可以边抚摸宝宝的头边夸奖他，这样有利宝宝以后的配合。

步骤二

妈妈将双手放在宝宝的肩头，从肩头抚摸到宝宝的前臂，反复做3次。

步骤三

妈妈从后面扶住宝宝，让他轻轻向上跳两下，然后握住宝宝的手臂从上向下按摩3次。

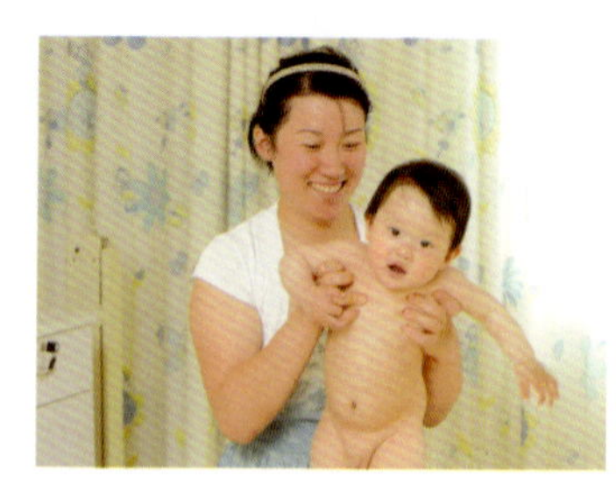

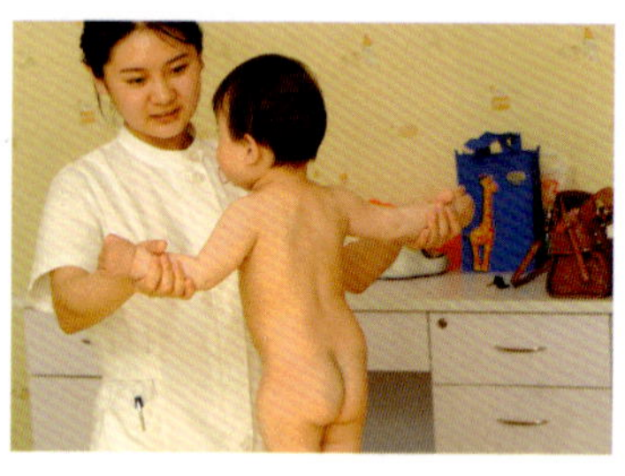

步骤四

妈妈握住宝宝的手臂让他向上跳，跳的同时将宝宝的双臂打开，如此反复两次。

中医穴位按摩

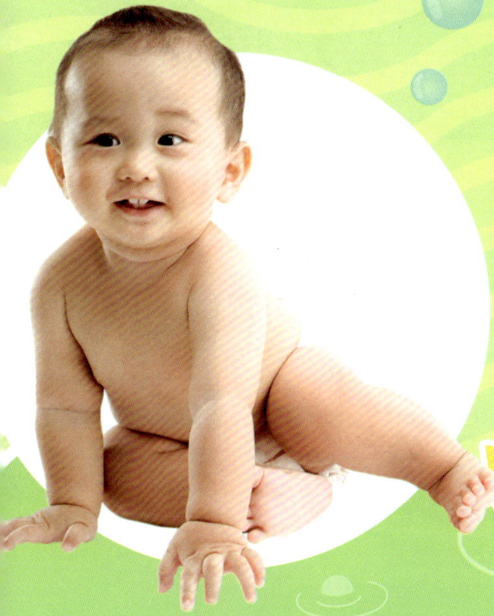

中医穴位按摩

ZHONG YI XUE WEI AN MO

01 开天门

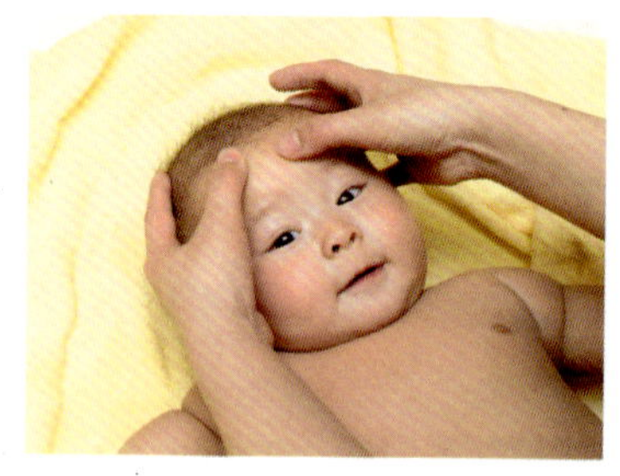

定位

天门：两眉中间至前发际成一直线。

抚触手法

妈妈用双手拇指的指腹一上一下置于前额，自眉心起交互轻推至前发际，称为“开天门”。一般做30~50次。

功效

发汗解表，镇静安神，开窍醒脑。

应用

改善宝宝烦躁不安、惊恐的情绪，还可以治疗感冒、发热、惊风等疾病。

02 推坎宫

定位

坎宫：眉头起沿眉向眉梢成一横线。

抚触手法

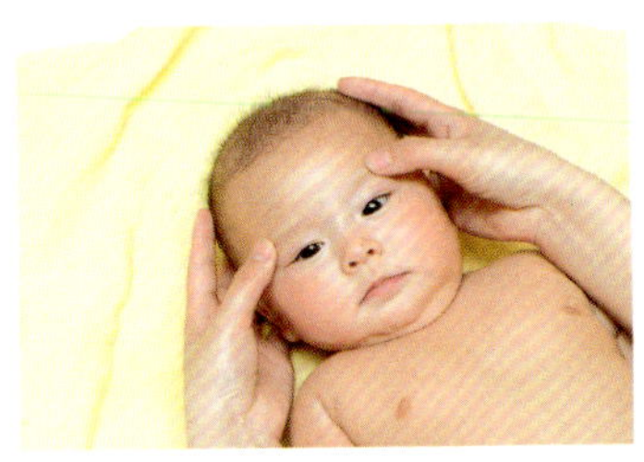

妈妈双手拇指的指腹沿着宝宝的眉头向两侧分推至眉梢，又称“推眉弓”。分推30～50次。

功效

疏风解表，醒脑明目，止头痛。

应用

常用于外感发热、头痛，安神除烦，可改善宝宝啼哭不睡。

定位

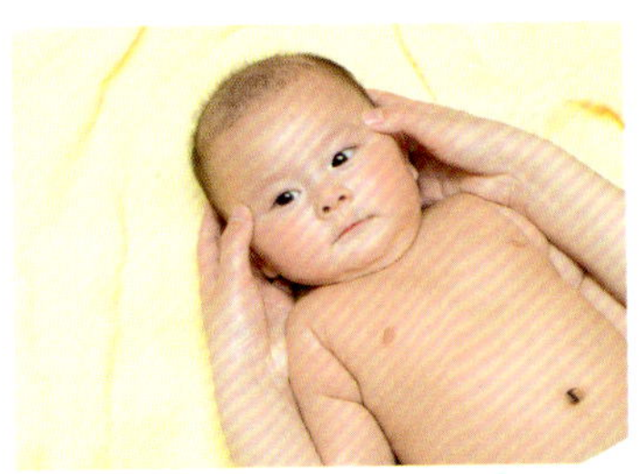

太阳穴：在颞部，眉梢与目外眦之间，向后约一横指的凹陷处。

抚触手法

双手拇指的指腹分别按揉宝宝头部两侧的太阳穴，向眼部方向运为补，向耳朵方向运为泻。做30次。

功效

疏风解表，醒脑明目，止头痛。

应用

可以改善宝宝醒后烦躁不安等问题，对于感冒、发热、目赤也有很好的辅助治疗效果。

04 运耳后高骨

定位

耳后高骨：耳后入发际高骨下凹陷处。

抚触手法

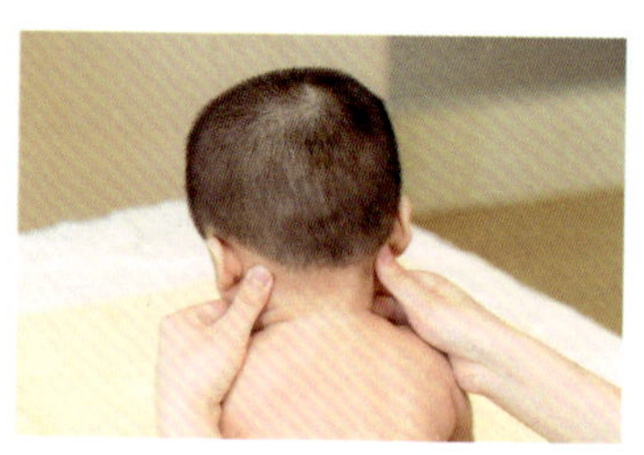

妈妈将拇指指腹置于宝宝耳后两侧高骨下的凹陷中，轻轻揉动30～50次即可。

功效

可起到清热安神、祛痛解表的作用。

应用

对头痛、感冒、惊风、烦躁不安有辅助治疗效果。

05 推天柱骨

定位

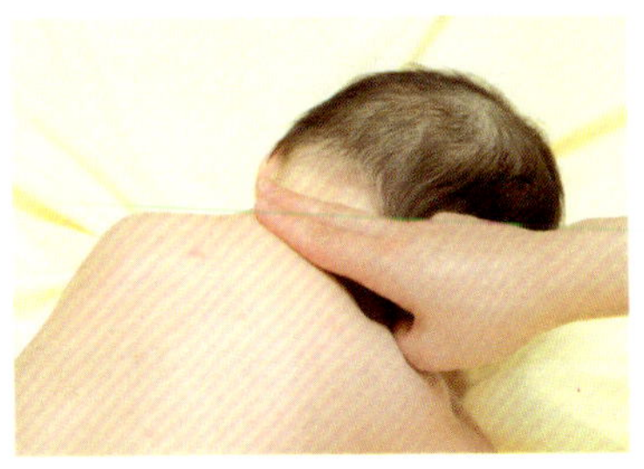

天柱骨：项后发际正中至大椎穴成一直线。

大椎穴：位于后项下端，第七颈椎棘突下凹陷处。（低头时，后项的最高点是第七颈椎棘突。）

抚触手法

用拇指或食指和中指自上而下直推，称为“推天柱骨”。或用汤匙边蘸水边自上而下刮。推100～500次。

功效

降逆止呕，祛风散寒。

应用

主要治疗呕吐、恶心和外感发热、项强等症。

06 揉膻中

定位

膻中穴：位于两乳头连线的中点处。

抚触手法

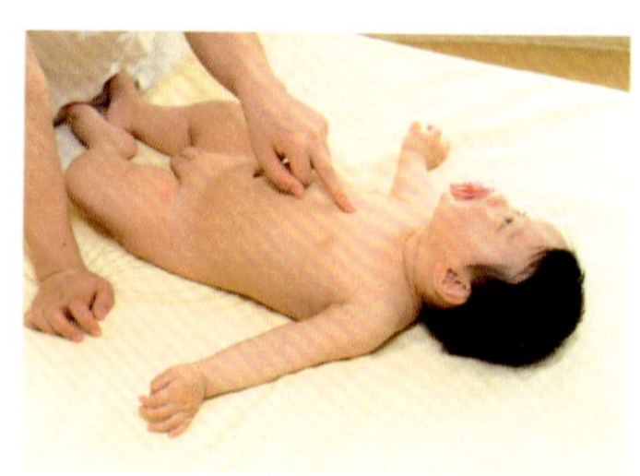

妈妈用中指的指腹轻揉宝宝胸部的膻中穴50~100次，然后用双手拇指从膻中穴向两侧分推至乳头。做50~100次。

功效

宽胸理气，止咳平喘，顺气降逆。

应用

对宝宝咳喘、胸闷、恶心、呕吐等病症有辅助治疗的作用。

07 揉中脘

定位

中脘穴：位于前正中线上，脐上4寸。

抚触手法

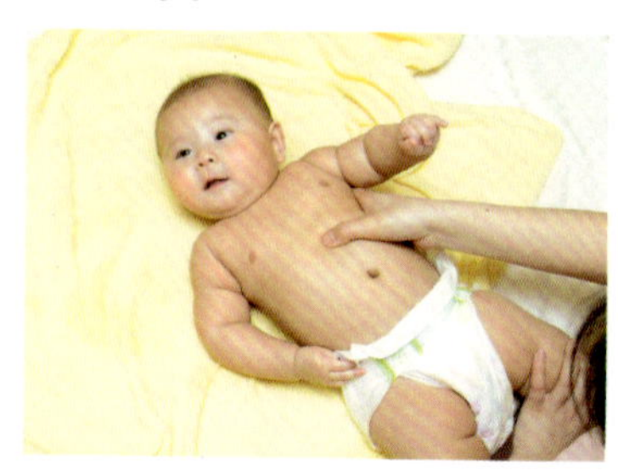

宝宝仰卧在床上，妈妈用拇指或中指揉中脘穴100~200次；或用手掌根按揉此处3~5分钟。

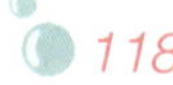

功效

有健脾和胃、消食和中的功效。

应用

对于小儿恶心、呕吐、腹泻等消化系统疾病有较好的疗效。

小叮咛

治疗宝宝腹泻等消化系统功能紊乱类疾病，可以和推膻中等手法合用，效果更佳。

08 揉丹田

定位

丹田：位于小腹部脐下2.5寸。

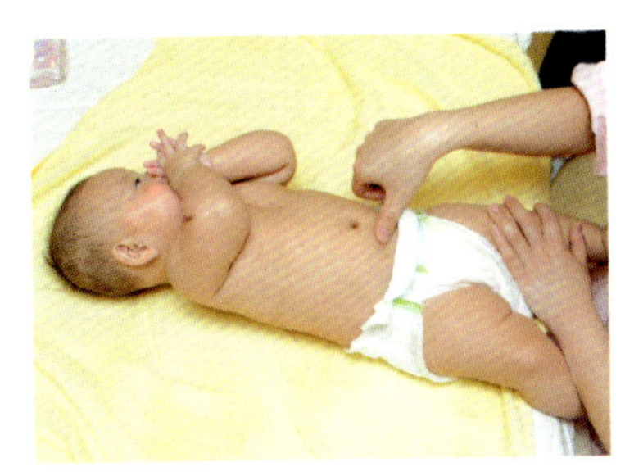

抚触手法

或揉或摩，称为“揉丹田”或“摩丹田”。揉

50～100次；摩3~5分钟。

功效

培肾固本，温补下元，分清别浊。

应用

多用于小儿先天不足，寒凝少腹所致的腹痛、疝气、遗尿、脱肛等症。

小叮咛

本手法常与补肾经、推三关等手法合用来治疗腹痛、遗尿等疾病，亦对尿潴留有一定的效果。

09 分推腹阴阳

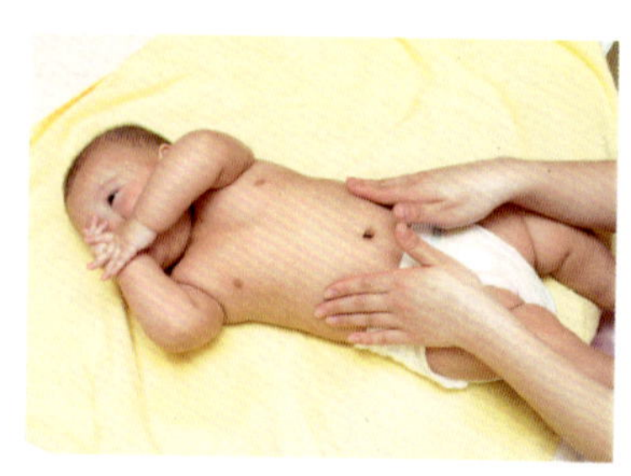

定位

腹阴阳：即腹部两侧。

抚触手法

宝宝仰卧在床上，妈妈沿肋弓角向两旁分推，称为

“分推腹阴阳”。分推100～200次。

功效

有健脾和胃、理气消食、止泻通便的作用。

应用

对于小儿胸闷、腹胀、恶心、呕吐、消化不良等消化系统功能紊乱效果较好，对于发热等症亦有较好的治疗效果。

10 拿肚角

定位

肚角：位于脐下2寸，旁开2寸。

抚触手法

妈妈用拇指、食指、中指轻轻拿捏。做3～5次。

功效

有行气止泻、止腹痛的作用。

应用

对宝宝因为各种原因所造成的腹痛均可应用，特别是对寒痛、伤食痛效果尤为明显。

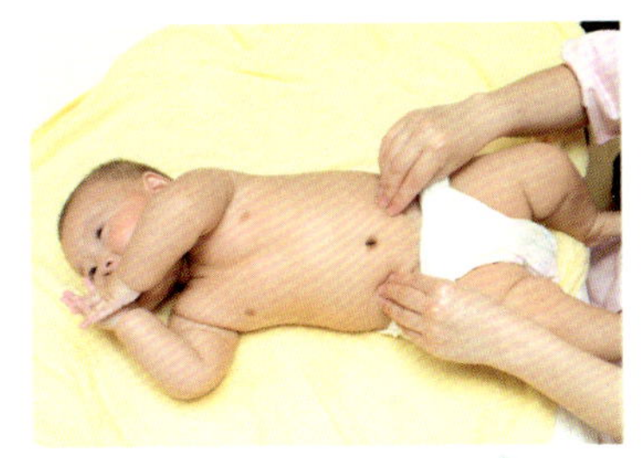

小叮咛

本穴刺激性较强，最好放在最后使用，以免造成宝宝啼哭不止。

11 推七节骨

定位

七节骨：第四腰椎至尾椎骨端（长强）成一条直线。

抚触手法

妈妈用拇指桡侧或食指、中指面自下而上或自上而下做直推，分别称为“推上七节骨”和“推下七节骨”。做100～300次。

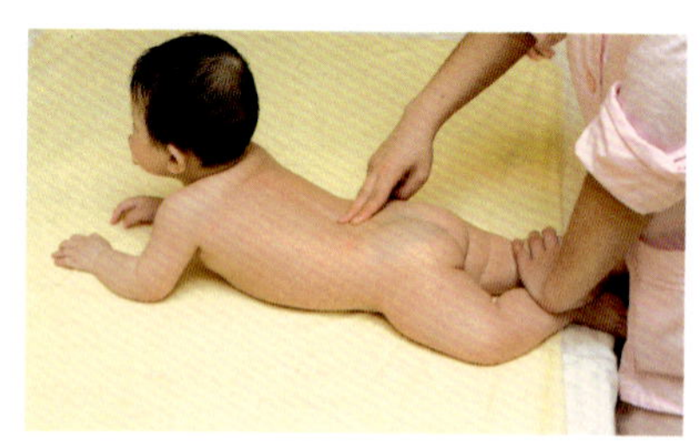

功效

温阳止泻，泻热通便。

应用

推上七节骨能温阳止泻，多用于虚寒腹泻、久痢等症。若属实热证，则不宜用本法，用后多令小儿腹胀或出现其他变症。

推下七节骨能泻热通便，多用于肠热便秘，或痢疾等症。若腹泻属虚寒者，不可用本法，以防滑泻。

12 推脊

定位

大椎至长强成一条直线。

大椎穴：位于后项下端，第七颈椎棘突下凹陷处。（低头时，后项的最高点是第七颈椎棘突。）

长强穴：位于尾骨尖端与肛门连线的中点处。

抚触手法

宝宝俯卧在床上，妈妈用食指和中指的指腹由上到下在宝宝的脊柱正中线上直推。推100～300次。

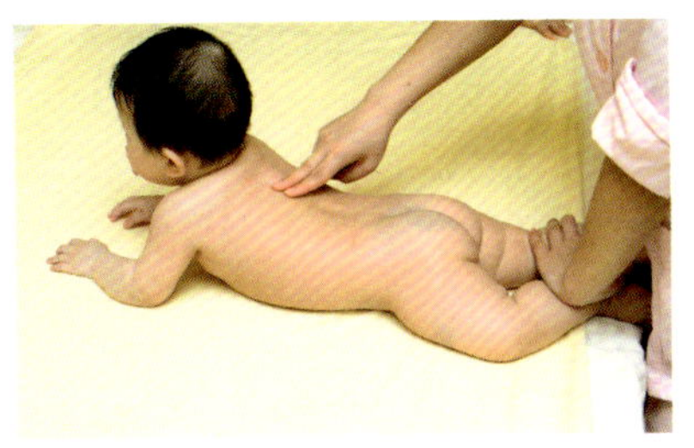

功效

有调阴阳、理气血、和脏腑、通经络、培元气、清热的作用。

应用

对于宝宝发热、惊风、疳积、腹泻、便秘等症都有较好的疗效。

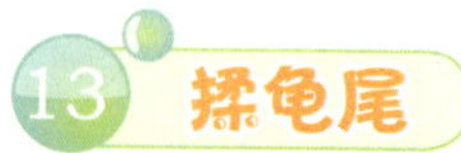

13 揉龟尾

定位

龟尾：位于尾椎骨端。

抚触手法

妈妈将拇指置于宝宝臀部的龟尾穴上，然后做轻柔的回旋揉动。做100～300次。

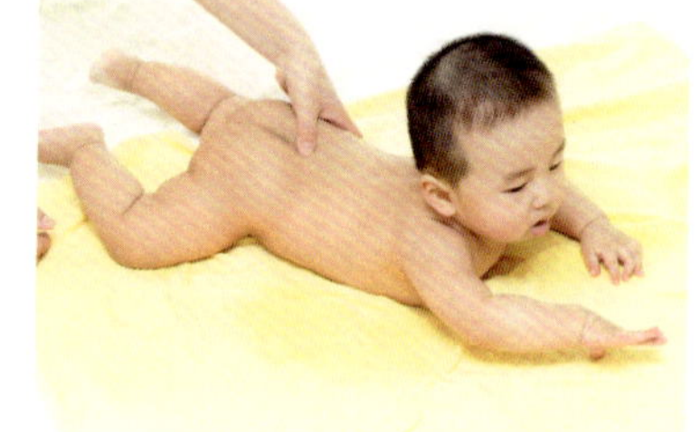

功效

有调理肠胃的作用。

应用

穴性平和，可改善宝宝的腹泻、腹痛等胃肠部不适症状。

14 拿肩井

定位

肩井穴：位于肩部高处，大椎穴与肩峰连线的中点。

抚触手法

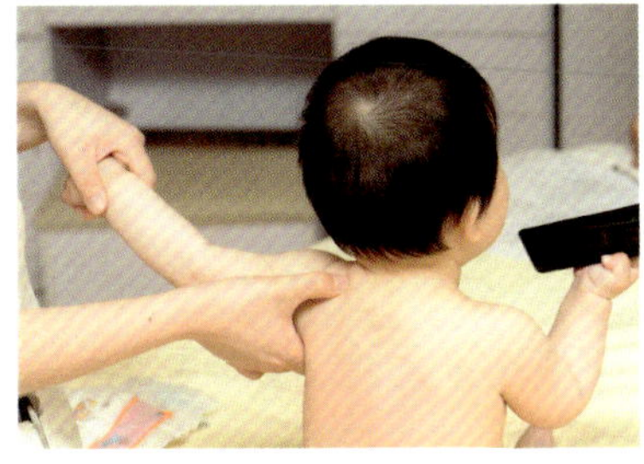

一手捏拿宝宝的肩井穴，另一只手握住宝宝的手腕，带动上肢轻轻摇晃5~10次。

功效

有促进宝宝全身血液循环的作用。

应用

可以提高宝宝的身体抵抗力，预防一些疾病的发生。

15 推脾经

定位

拇指桡侧缘，自指尖至指根成一条直线。

抚触手法

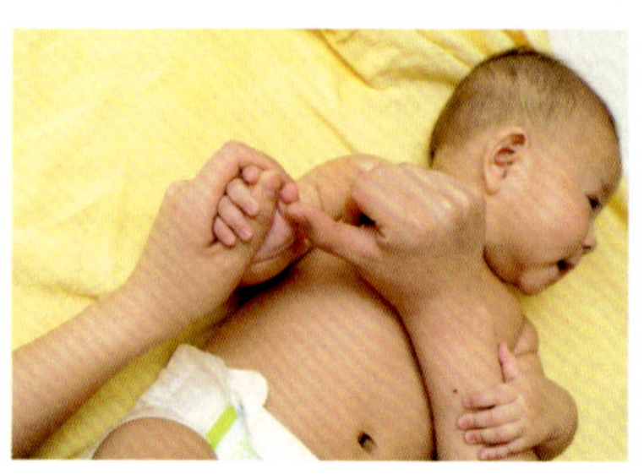

妈妈循拇指桡侧缘向指根方向直推为补，称为“补脾经”；由指根向指端方向直推为清，称为“清脾经”。补脾经、清脾经，统称为“推脾经”。推100～300次。

功效

补脾经可以健脾胃，补气血；清脾经可以清热利湿，化痰止呕。

应用

补脾经可用于脾胃虚弱、气血不足而引起的食欲不振、肌肉消瘦、消化不良等症。清脾经可用于湿热熏蒸、皮肤发黄、恶心呕吐、腹泻痢疾等症。

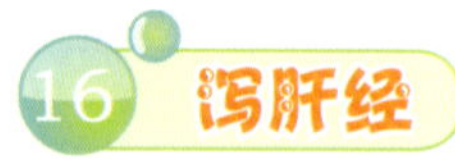

16 泻肝经

定位

肝经：位于食指末节螺纹面。

抚触手法

自指尖向食指掌面末节指纹方向直推为补，称为“补肝经”；自食指掌面末节指纹推向指尖为清，称为“清肝经”。补肝经和清肝经统称为“推肝经”。做100～300次。

功效

平肝泻火，熄风镇惊，解郁除烦。

应用

清肝经多用于治疗惊风、抽搐、烦躁不安、五心烦热等症。

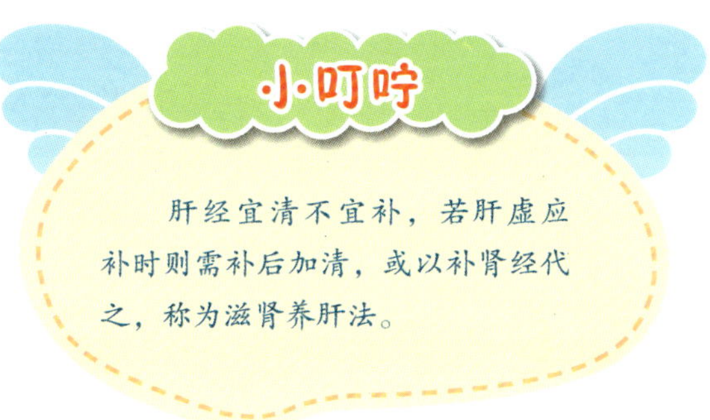

定位

心经：中指末节螺纹面。

抚触手法

自指尖向中指掌面末节指纹方向直推为补，称为“补心经”。自中指掌面末节指纹向指尖方向直推为清，称“清心经”。补心经和清心经统称为“推心经”。推100～300次。

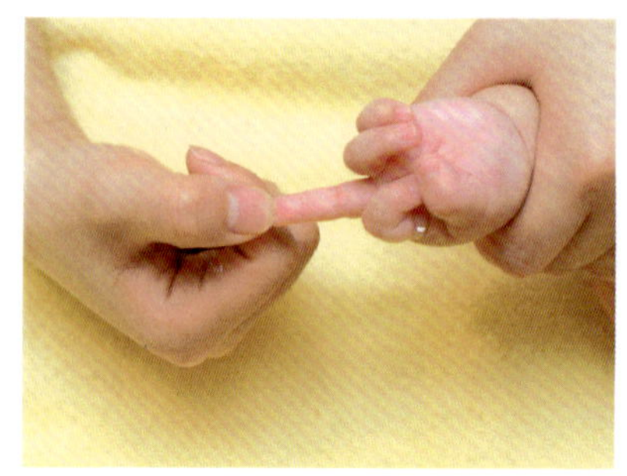

功效

清心经可以清心泻火；补心经可以养心安神。

应用

清心经常用于治疗心火旺盛而引起的高热神昏、面赤口疮、小便短赤等病症。

小叮咛

本穴宜清不宜补，宜用清法来清心火，而不宜用补法，以免导致心火过旺。

18 泻肺经

定位

肺经：无名指末节螺纹面。

抚触手法

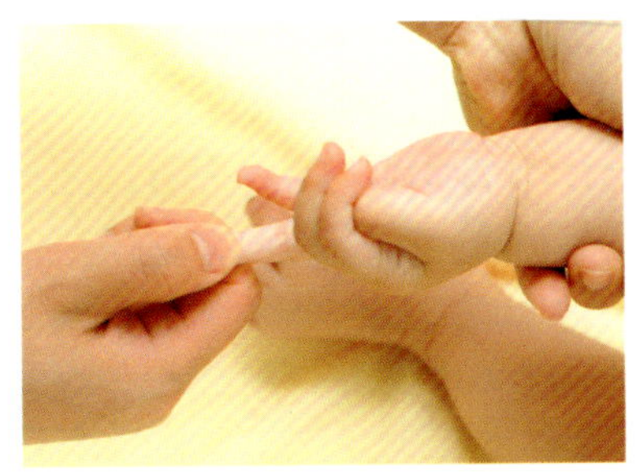

自指尖向无名指掌面末节指纹方向直推为补，称“补肺经”；自无名指掌面末节指纹向指尖方向直推为清，称“清肺经”。补肺经和清肺经统称为“推肺经”。推100～300次。

功效

补肺经可补益肺气；清肺经可宣肺清热、疏风解表、化痰止咳。

应用

补肺经用于肺气虚损、咳嗽气喘、虚汗怕冷等肺经虚寒证。清肺经用于感冒发热及咳嗽、气喘、痰鸣等肺经实热证。

19 补肾经

定位

小指末节螺纹面。

抚触手法

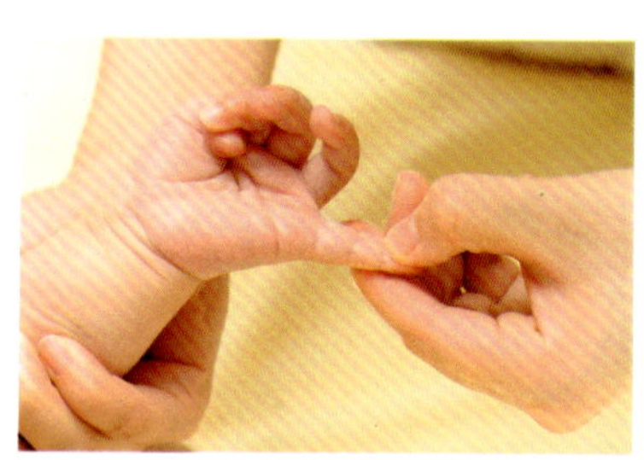

自指根向指尖方向直推为补，称为“补肾经”；自指尖向指根方向直推为清，称为“清肾经”。补肾经和清肾经统称为“推肾经”。推300～500次。

功效

补肾经可补肾益脑，温养下元；清肾经可清利下焦湿热。

应用

补肾经用于先天不足、久病体虚、肾虚久泻、多尿、遗尿、虚汗喘息等症。清肾经用于膀胱蕴热，小便赤涩等症。临床上多采用补法。

小叮咛

肾经多用补法，若需要用清法时，可用清小肠代替。

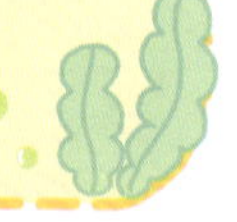

20 推大肠

定位

食指桡侧缘，食指尖至虎口成一条直线。

抚触手法

自食指尖直推向虎口为补，称“补大肠”；自虎口推向食指尖为清，称为“清大肠”。补大肠和清大肠统称为“推大肠”。推100~300次。

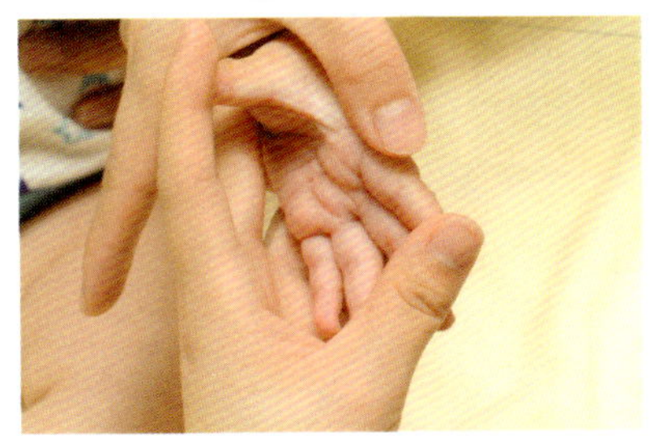

功效

补大肠可涩肠固脱，温中止泻；清大肠可清利湿热。

应用

补大肠有利于增强宝宝的肠胃功能，对腹泻、消化不良有较好的治疗效果；清大肠可治疗身热腹痛、痢下赤白、大便秘结等症。

21 推小肠

定位

小指尺侧边缘，自指尖至指根成一条直线。

抚触手法

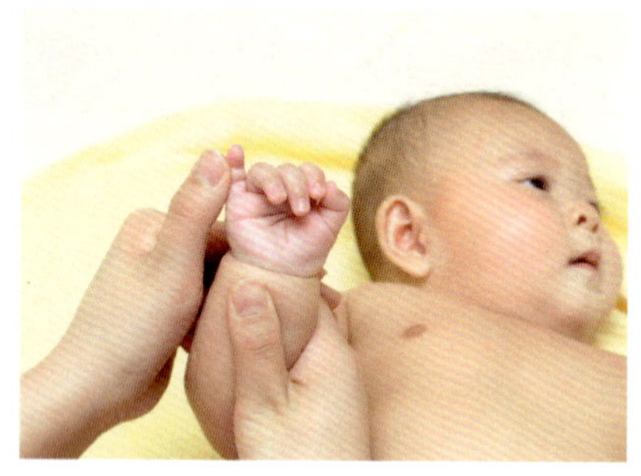

用拇指指腹从小指指尖直推向指根为补，从指根直推向指尖为泻。补小肠和清小肠统称为“推小肠”。推100~300次。

功效

可以清利下焦湿热。

应用

清小肠可泌清别浊，多用于小儿小便短赤不利、尿闭、水泻等症。若属下焦虚寒，多尿、遗尿则宜用补小肠。

22 运内八卦

定位

内八卦：位于劳宫穴四周。

劳宫穴：位于掌心横纹中，第二、第三掌骨之间，即握拳屈指时中指尖所触部位。

抚触手法

宝宝掌心向上，妈妈用一只手托住宝宝的一只手，然后用另一手拇指在宝宝掌心的劳宫穴四周做顺时针按揉。按揉100~200次。

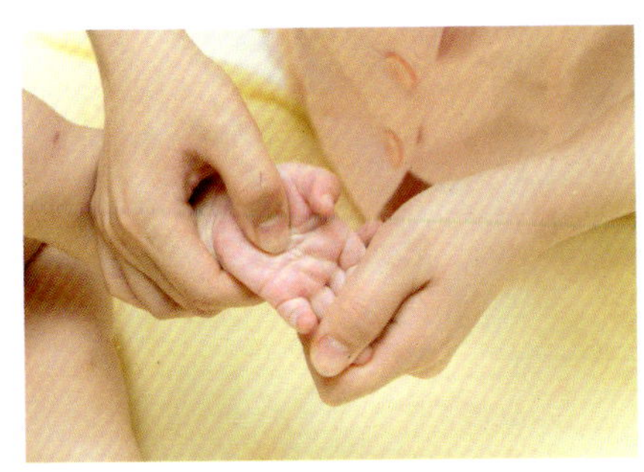

功效

具有健脾强身的功效。

应用

对于宝宝常见的腹泻、便秘、食欲不振等常见胃肠病症有辅助治疗作用。

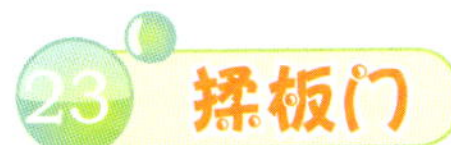

23 揉板门

定位

板门：位于手掌大鱼际平面。

抚触手法

用拇指在宝宝手掌的大鱼际处，轻轻按揉，或者用拇指的指腹从宝宝的大鱼际一直推到手腕横纹处，从手腕横纹处再推至大鱼际。推100～300次。

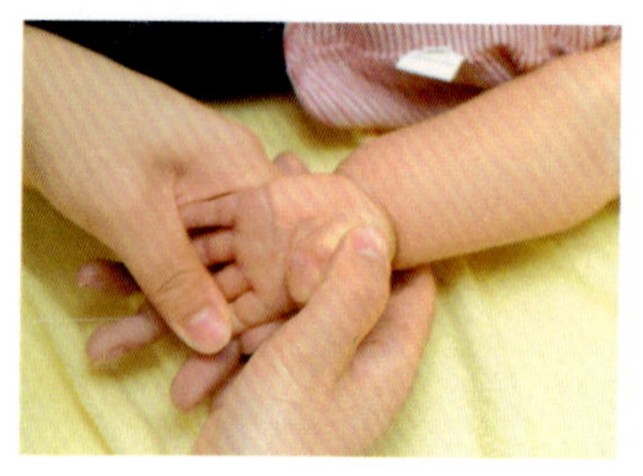
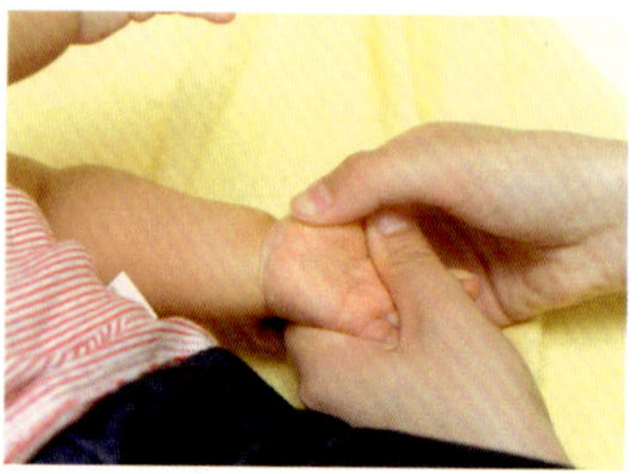

功效

健脾和胃，消食化滞，止泻，止呕。

应用

揉板门多用于乳食停积，食欲不振，或嗳气、腹胀、腹泻、呕吐等症。

从板门推向腕横纹能止泻，从腕横纹推向板门能止呕。

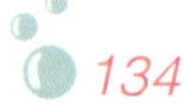

24 按揉内劳宫

定位

内劳宫：位于掌心中，握拳时中指、无名指所触肌肤之间的中点。

抚触手法

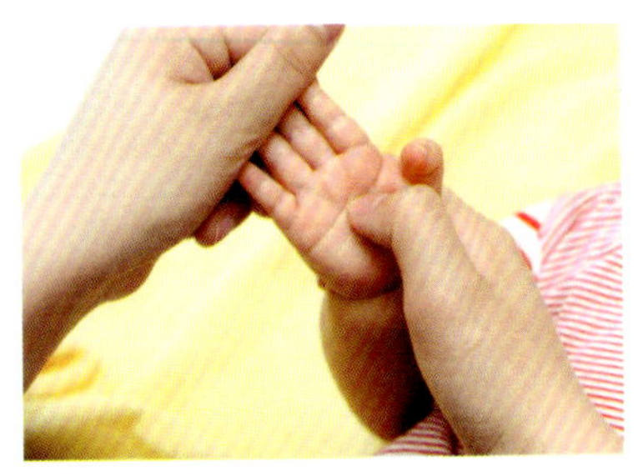

妈妈一手握住宝宝的手掌，一手中指或拇指按揉宝宝的内劳宫穴，按揉100~300次。

功效

有清热除烦、清虚热的作用。

应用

对于宝宝由于心经有热而致的口舌生疮、发热、烦渴等症具有良好疗效。

25 分推大横纹

定位

大横纹：仰掌，掌后横纹处。近拇指端称为阳池，近小指端称为阴池。

抚触手法

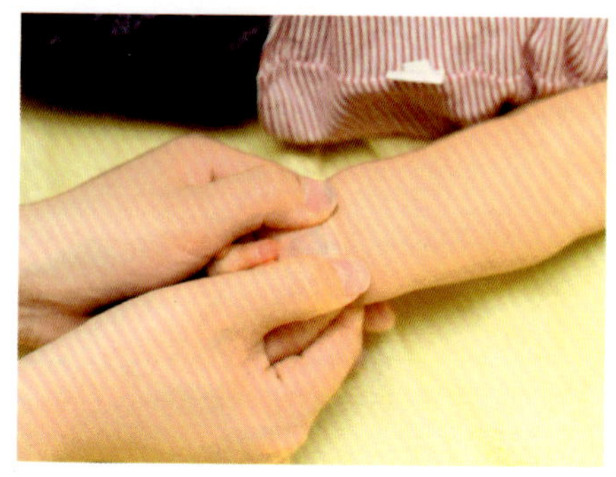

妈妈用双手握住宝宝的一只手，用拇指的指腹自总筋（掌后横纹中点）向两侧分推，称为“分推大横纹”，又称“分阴阳”；自两旁（阳池、阴池）向总筋合推，称“合阴阳”。推100～300次。

功效

有平衡阴阳、调和气血、行滞消食、行痰散结的功效。

应用

帮宝宝排便，改善下腹发胀，还可辅助治疗宝宝黄疸、咳嗽、抽搐等症。

26 揉总筋

定位

总筋：位于掌面腕横纹中点。

抚触手法

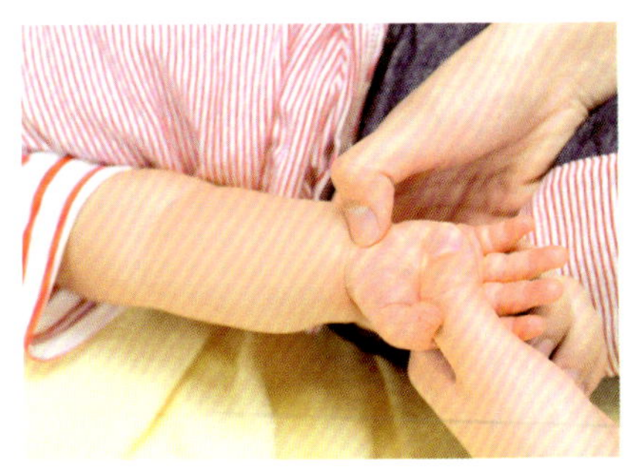

按揉本穴称为“揉总筋”；用拇指指甲掐称为“掐总筋”。揉100～300次，掐3～5次。

功效

清心经热，散结止痉，通调周身气机。

应用

揉总筋多与其余抚触手法配合使用，治疗口舌生疮、潮热、夜啼等实热证。操作手法宜快，并稍用力。治疗惊风抽搐多用掐法。

27 掐十王

定位

十王：十指的指尖，指甲内赤白肉际处。

抚触手法

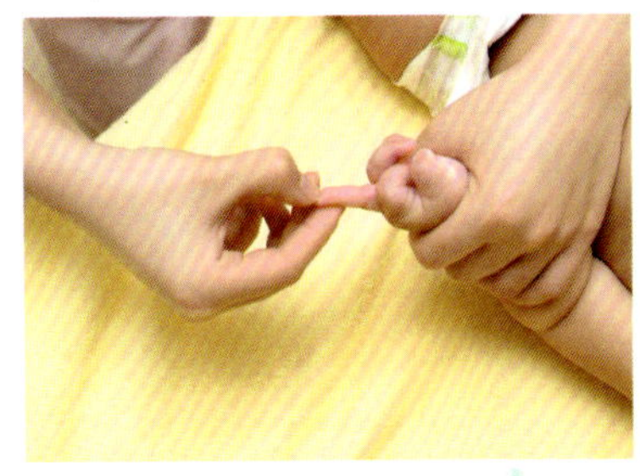

妈妈用指甲掐宝宝十指的指尖，注意掐的时候力度应当适中。掐3~5次。

功效

具有清热醒神的功效。

应用

主要用于急救，对于昏厥、惊风等病症有辅助治疗的效果。

28 掐二扇门

定位

二扇门：位于手背中指根两侧凹陷处。

抚触手法

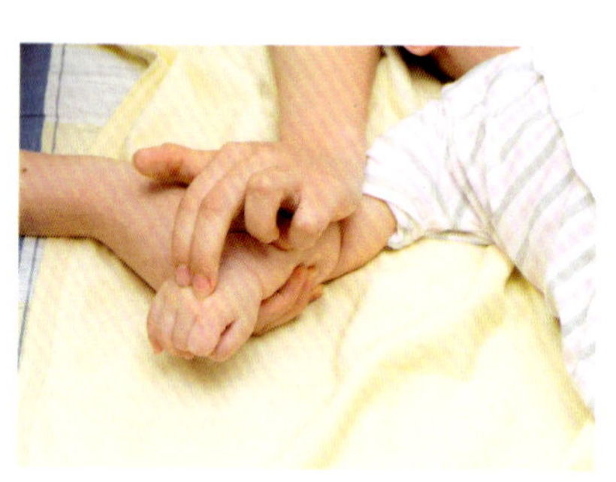

妈妈两手分别从两侧握紧宝宝的手背，用两手拇指指甲掐二扇门5次；也可用食指和中指按揉二扇门100~300次。

功效

有发汗解表、退热平喘的功效。

应用

掐二扇门、揉二扇门都具有发汗功效，多用于治疗外感风寒。按揉二扇门时要稍用力，速度宜快。

小叮咛

本手法与补脾经、补肾经等搭配应用，适宜于平素体虚外感者。

29 推三关

定位

三关：前臂桡侧，阳池至曲池成一条直线。

抚触手法

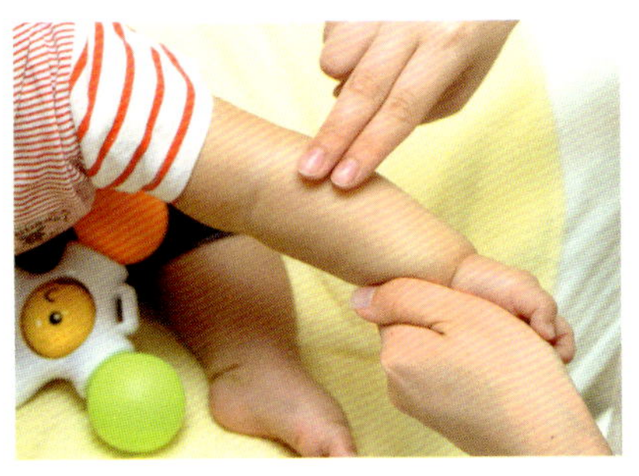

妈妈一手握住宝宝的手臂，另一只手拇指放于宝宝前臂桡侧缘，从手腕一直推到肘部，称为“推三关”；弯曲宝宝拇指，自拇指外侧端推向肘，称为“大推三关”。推100～300次。

功效

行气补气，温阳散寒，发汗解表。

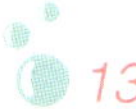

应用

本穴性温热，主治一切虚寒病症，对非虚寒症者宜慎用。临床上治疗气血虚弱、命门火衰、下元虚冷、阳气不足引起的四肢厥冷、面色无华、食欲不振、疳积、吐泻等症。

小叮咛

对于感冒风寒，怕冷无汗，疹出不透，疹毒内陷、黄疸等症亦有较好的疗效。

30 推六腑

定位

六腑：前臂尺侧，从腕横纹至肘横纹成一条直线。

抚触手法

妈妈一手握住宝宝的手臂，另一只手的拇指（或食指和中指）指腹置于宝宝前臂尺侧缘，自肘部一直推向手腕，称为“退六腑”或“推六腑”。推100～300次。

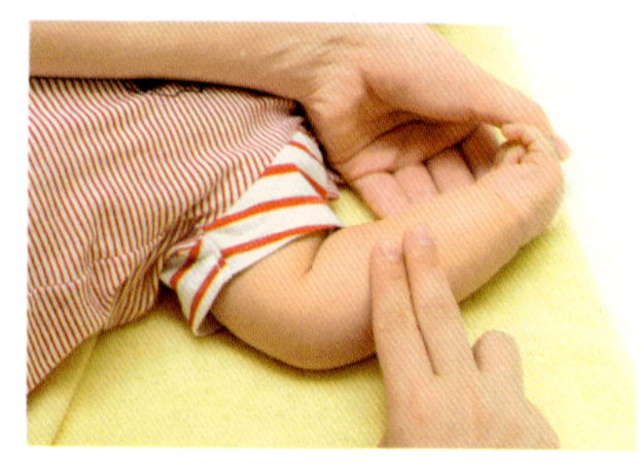

功效

有清热凉血、泻火解毒的作用。

应用

对热入营血、脏腑郁热积滞、壮热烦渴、腮腺炎等实热证均可应用。

小叮咛

本穴与补脾经合用，有止汗的作用。若患儿平素大便溏薄属脾虚腹泻者，本法慎用。

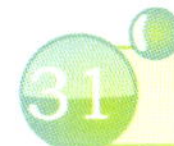

31 推天河水

定位

天河水：位于前臂正中，总筋至曲泽成一直线。

总筋：位于掌面腕横纹中点。

曲泽：肘微曲，位于肘横纹中，肱二头肌腱尺侧缘。

抚触手法

用食指和中指指腹自腕向肘推，称清天河水。推100~300次。

功效

此抚触手法具有清热解表、泻心除烦的作用。

应用

主要用于治疗热性病症，清热而不伤阴。多用于五心烦热，口燥咽干，唇舌生疮，夜啼等症；对于感冒发热，头痛，恶风，汗微出，咽痛等外感风热者有较好的疗效。

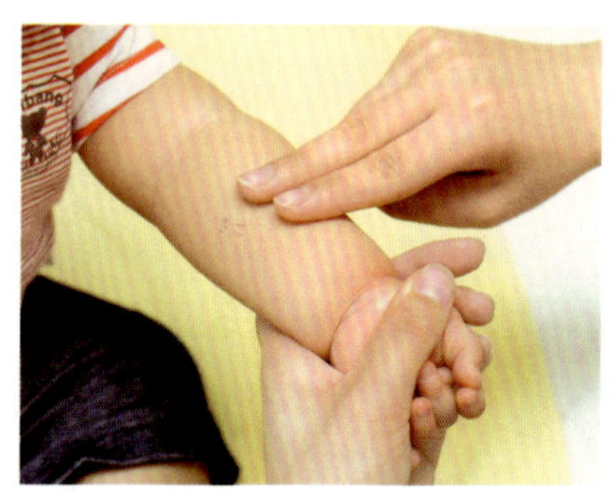

32 揉丰隆

定位

丰隆穴：位于外踝尖上8寸，胫骨前嵴外两横指处。

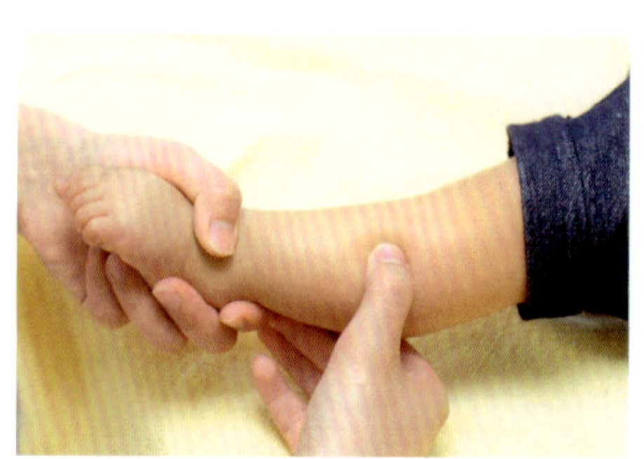

抚触手法

妈妈抓紧宝宝的一只脚踝，另一只手的拇指按揉宝宝腿上的丰隆穴，按揉50~100次。

功效

具有化痰平喘、和胃降逆的作用。

应用

对宝宝由于感冒引起的咳嗽痰多等病症，以及恶心呕吐等胃肠道病症具有良好的治疗效果。

33 按揉足三里

定位

足三里穴位于小腿胫骨前缘外侧的膝关节下四横指处。

抚触手法

宝宝平躺在床上，妈妈一只手握住宝宝的足踝，一只手握住宝宝的膝盖，拇指放在足三里穴，轻轻按揉穴位，按揉100~300次。

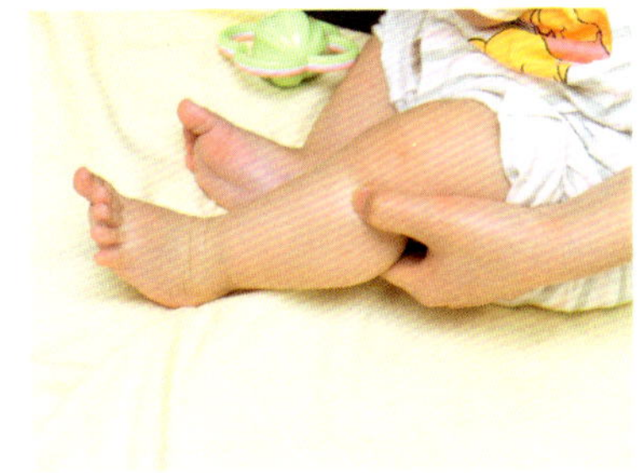

功效

有健脾和胃、扶元固本的功效。

应用

可以提高宝宝的抵抗力，还可以增强宝宝胃肠的功能，改善腹泻、呕吐、食欲不振等病症。

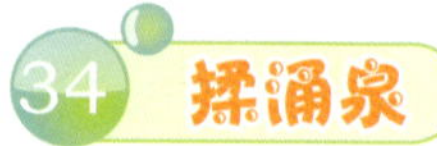

34 揉涌泉

定位

涌泉穴：位于足趾跖屈时，约当足底前1/3凹陷处。

抚触手法

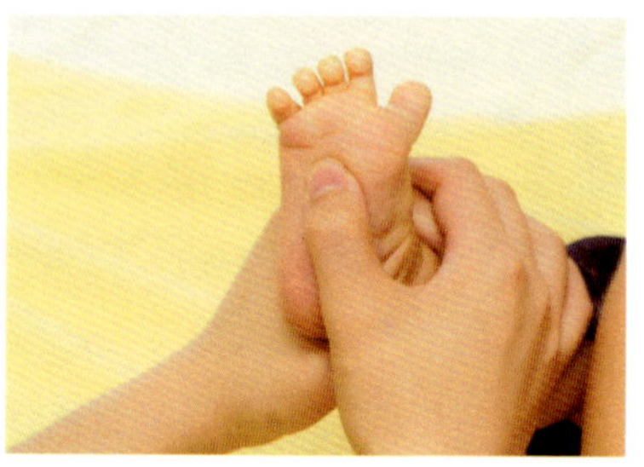

妈妈一手抓紧宝宝的一只脚踝，另一只手拇指轻轻按揉宝宝足心的涌泉穴。按揉100~300次。

功效

具有强身健体、通窍活血的功效。

应用

对宝宝昏厥、头痛、头晕等病症及一些胃肠道病症有较好的治疗效果。